SITZUNGSBERICHTE DER DEUTSCHEN AKADEMIE
DER WISSENSCHAFTEN ZU BERLIN

Klasse für Medizin
Jahrgang 1964 Nr. 2

ARNOLD GRAFFI

EXPERIMENTE UND BETRACHTUNGEN ZUR NATUR UND URSACHE DES KREBSES

Aus dem Institut für experimentelle Krebsforschung
der Deutschen Akademie der Wissenschaften zu Berlin, Berlin-Buch

Mit 27 Abbildungen und 1 Tabelle

AKADEMIE-VERLAG · BERLIN
1964

Vorgetragen von Hrn. GRAFFI in der Plenarsitzung vom 23. April 1964
Zum Druck genehmigt am gleichen Tage, ausgegeben am 30. Dezember 1964

Erschienen im Akademie-Verlag GmbH, Berlin W 8, Leipziger Straße 3—4

Lizenz-Nr. 202 · 100/597/64
Gesamtherstellung: VEB Druckhaus „Maxim Gorki", Altenburg
Bestellnummer: 2010/64/IV/2 · ES 17 H · Preis: MDN 7,20

Meinem verehrten Lehrer, Herrn Prof. Dr. Herwig Hamperl,
Mitglied der Deutschen Akademie der Wissenschaften zu Berlin,
zur Vollendung des 65. Lebensjahres gewidmet

Inhalt

1. Weshalb ist Krebsforschung notwendig?

Die Notwendigkeit, das Krebsproblem als ein vordringliches Forschungsanliegen zu betrachten, ergibt sich am deutlichsten aus einigen statistischen Daten. Der Krebs ist mit 20% die zweithäufigste Todesursache des Menschen und wird nur noch durch die etwas komplexe Krankheitsgruppe der Herz- und Gefäßleiden übertroffen. Die Zahl der Krebskranken liegt noch um ein beträchtliches höher, da ein großer Teil der Krebskranken für dauernd geheilt wird. Durch die große Zahl der Krebstoten wird nicht nur die große Häufigkeit der Krebskrankheit aufgezeigt, sondern gleichzeitig auch unser derzeitiges Unvermögen, der Krebskrankheit mit ausreichendem Erfolg zu begegnen.

Für die nächste Zukunft kann ein weiterer Anstieg der Krebserkrankungen und Todesfälle mit Sicherheit vorausgesagt werden, falls nicht durch neue Erkenntnisse und Forschungsresultate wirksamere Wege der Therapie und Prophylaxe erarbeitet werden. Schon in 10—20 Jahren wird nicht jeder 5. Europäer, sondern jeder 4. oder sogar jeder 3. dieser Krankheit zum Opfer fallen. Dieses hat zweierlei Gründe: Erstens eine relative Zunahme der Krebserkrankungen dadurch, daß die Altersumschichtung der Bevölkerung in Europa weiter fortschreitet und die mittlere Lebenserwartung, die heute ungefähr bei 65 Jahren liegt, noch weiterhin zunimmt. Krebs ist nämlich nach wie vor vor allem eine Krankheit des höheren und höchsten Lebensalters und kommt jenseits des 40. Lebensjahres um ein Vielfaches häufiger vor als vor dem 40. Lebensjahr. Außerdem gibt es noch eine echte Zunahme der Erkrankungs- und Todesfälle bei ganz bestimmten Krebsformen, vor allem beim Lungenkrebs und den Leukämien.

Die steile Zunahme des Lungenkrebses, die um die Jahrhundertwende begann, hält auch weiterhin an, was am deutlichsten aus der Tatsache erkennbar ist, daß diese Krebsform seit dem Beginn unseres Jahrhunderts beim Manne vom 10. Rang auf den 2. und in einigen Ländern sogar auf den 1., also noch vor dem Magenkrebs, aufgerückt ist.

Dieser düsteren Entwicklung für die gesamte Menschheit, die ihren tragischen Aspekt nicht nur durch die Häufigkeit, sondern vielleicht in noch höherem Maße durch die Grauenhaftigkeit der meisten Krebsformen bekommt, ist nur dadurch entgegenzutreten, daß alle Nationen durch intensive Forschungen die noch klaffenden Lücken in unserem Wissen um Natur und Ursache dieser Krankheit zu schließen versuchen und andererseits durch prophylaktische Untersuchungen der gesamten Bevölkerung die Erkrankungen an Krebs in einem so frühen Stadium zur Behandlung kommen, daß ein hoher kurativer Effekt erzielbar ist.

2. Was ist Krebs?

Schon im vorigen Jahrhundert wurde vor allem durch deutsche Pathologen wie JOH. MÜLLER, VIRCHOW, THIERSCH, WALDEYER u. a. der Nachweis erbracht, daß die Krebsgeschwülste aus den gleichen Bauelementen wie die normalen Organe des Körpers bestehen, nämlich aus Zellen. Die Krebsgeschwulst ist eine Anhäufung von kranken Zellen und kommt dadurch zustande, daß sich die von normalen Zellen durch einen Entartungsprozeß ableitenden Krebszellen durch Zweiteilung uneingeschränkt weiter vermehren, wobei sich die malignen Eigenschaften auf die Tochterzellen erblich übertragen. Die fundamentalen Eigenschaften der Krebszelle, die sie von den normalen Körperzellen unterscheiden, sind außer ungezügeltem Wachstum und schrankenloser Vermehrung durch Teilung noch destruktives und parasitäres Verhalten dem Wirtsorganismus gegenüber. Dieses äußert sich darin, daß die Krebszellen in die normalen Organe infiltrierend eindringen, diese durchsetzen und zerstören sowie schließlich auf dem Blut- und Lymphwege im ganzen Organismus zerstreut werden und entfernt vom primären Geschwulstort multiple Tochtergeschwülste, die sogenannten Metastasen, erzeugen, die erst recht die Destruktion der normalen Organe in gesteigertem Ausmaße bewirken. Was der Krebszelle, verglichen mit der normalen Zelle der verschiedenen Organe, im wesentlichen fehlt, ist ihre Unfähigkeit, auf die das Wachstum und die Funktion der Zellen normalerweise lenkenden und in Schranken haltenden Regulationsmechanismen des Gesamtorganismus zu reagieren. Sie sind diesen Reizen gegenüber taub geworden. Es fehlt ihnen gleichsam die Antenne zur Perzeption dieser Korrelationsreize, durch die die normalen Zellen gezwungen werden, sich dem Wohle und den Notwendigkeiten des Organismus in bezug auf ihre spezifischen Funktionen und erst recht hinsichtlich ihrer Wachstumstätigkeit unterzuordnen. Daraus resultiert vor allem das parasitäre Verhalten der Krebszelle. Die letzte Ursache und der Entstehungsmechanismus dieses Defektes, der bei der Umwandlung einer normalen Zelle in eine Krebszelle stattfindet und der sich bei der Zellteilung überträgt, ist das noch ungelöste Rätsel der Krebskrankheit.

3. Wodurch kann die krebsige Abwandlung normaler Zellen verursacht werden?

Wir kennen aus Erfahrungen am Menschen (gewerbliche Krebskrankheiten) sowie vor allem auf Grund umfangreicher experimenteller Forschungen z. Z. bereits mehr als 500 exogene Noxen chemischer, physikalischer und biologischer Natur und Herkunft, durch die eine Umwandlung normaler Zellen in Krebszellen möglich ist.

a) Die chemischen Cancerogene

Die umfangreichste Gruppe sind die chemischen Cancerogene. Es ist eine Reihe außerordentlich heterogener Substanzen mit sehr unterschiedlicher Molekülgröße, Form und atomarer Zusammensetzung sowie sehr verschiedenen chemischen und physikalischen Eigenschaften. Sie reicht von reinen Elementen, wie verschiedenen Metallen oder Metalloxyden und Salzen, über kleine und mittelgroße organische Stoffe, die teils nur aus Kohlenstoff und Wasserstoff bestehen oder zusätzlich noch Stickstoff, Sauerstoff oder Halogene enthalten, bis zu Riesenmolekülen wie etwa hochpolymeren Dextranen oder Kunststoffen. Dieser Heterogenität und Beziehungslosigkeit der verschiedenen Cancerogen-Gruppen untereinander steht oft eine klare Beziehung zwischen cancerogener Wirkung und chemischer Struktur bei den einzelnen Derivaten innerhalb der gleichen Stoffklasse gegenüber. Durch Substitution mit bestimmten Radikalen, wobei Methylgruppen, Aminogruppen und Benzolkerne besonders wirksam sind, können aus unwirksamen Grundkörpern, den sogenannten Cancerophoren, hochaktive Cancerogene entstehen, wobei sowohl die Natur des Substituenten, der als auxocancerogene Gruppe bezeichnet wird, als auch der Substitutionsort im Molekül sowie schließlich noch die Zahl der Substitutionen das Ausmaß der cancerogenen Wirkung bestimmen. Aus Tabelle 1 ergeben sich einige Beziehungen zwischen chemischer Struktur und der quantitativen und qualitativen Wirkung verschiedener Stilbenderivate auf Grund eigener Versuche. Dabei wurden am Grundkörper Dimethylaminostilben die H-Atome des zweiten Benzolkernes in verschiedenen Positionen (2′, 3′, 4′) durch verschiedene Atome oder Radikale (F, Cl, CH_3, NO_2 etc.) substituiert. Wir sehen, daß im Zuge dieser Substitutionen sowohl die cancerogene Gesamtaktivität (am besten an der Zahl der Gehörgangstumoren erkenntlich) als auch die Qualität der Wirkung (Histotropismus, d. h. histologische Form der Tumoren) in gesetzmäßiger Weise stark differiert. Ähnliches ist bei den Azofarbstoffen, Kohlenwasserstoffen, Diphenylen, Nitrosaminen u. a. Sub-

Tabelle 1

Carcinogene Wirkung verschiedener Derivate des 4-DMASt

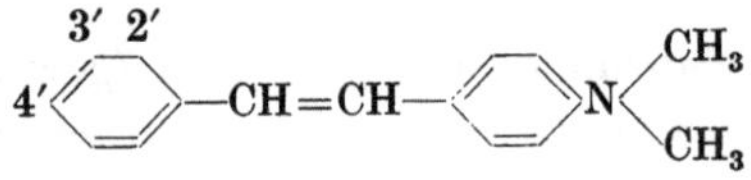

Derivat	Tierzahl (3 Mon.) / Tumoren (%)	Gehörgangs-tumoren (%)	Latenzzeit d. Gehörgangs-tumoren (Tage)	andere Tumortypen*
4-DMASt (Grundkörper)	42/13 = 31%	11 = 26%	346	1 Ma (Fibroadenom) 1 Fibrom s. c.
2'-Cl-	66/15 = 23%	8 = 12%	417	1 L 3 Ma (2 Ca) 1 Leuk 2 Sa
3'-Cl-	53/25 = 47%	15 = 28%	292	3 L 4 Ma (Ca) 1 Leuk 1 Fibrom 1 Haut-Ca
4'-Cl	51/10 = 21%	6 = 12%	416	1 Ma (Ad) 1 Parotis (Ca) 1 Ovar (Ca) 1 Leukose (Thymus)
2'-F-	61/21 = 34%	8 = 13%	324	6 L (Ca + Ad) 6 Ma (Ca) 1 NN (Ad)
4'-F-	42/17 = 40%	15 = 36%	294	2 Leuk
2'-Methyl-	60/3 = 5%	0 = 0%	>500	2 Leuk 1 Ovar (Cystad)
3'-Methyl-	65/10 = 15%	3 = 5%	373	1 L (Ad) 2 Ma (Ca) 2 Leuk 1 Sa (Leber) 1 Sa Madiastinum
4'-Methyl-	46/3 = 6%	1 = 2%	>203	1 Ma (Ad) 1 Leuk
4'-Nitro-	66/2 = 3%	1 = 1,5%	>454	1 Sa (Niere)
Summe:	552/119 = 21%	68 = 12%	361	51 = 9%

* Ma = Mamma; L = Leber; NN = Nebenniere; Leuk = Leukämie; Ad = Adenom

stanzgruppen der Fall. Die chemischen Cancerogene können auf verschiedenste Weise appliziert werden, etwa durch Fütterung oder durch Injektion unter die Haut oder in die verschiedenen Organe sowie schließlich durch Auftropfung auf die Haut. Teils wirken sie überwiegend lokal am Applikationsort (z. B. polycyclische Kohlenwasserstoffe), teils auf den Gesamtorganismus, z. B. nach Verfütterung und Resorption durch den Darm und nachfolgender Verteilung auf dem Blut- und Lymphwege. Die Wirksamkeit ist außerdem noch von der Tierart und von der zeitlichen und quantitativen Verabfolgungsweise abhängig. Oft ist eine ganz besondere Empfänglichkeit

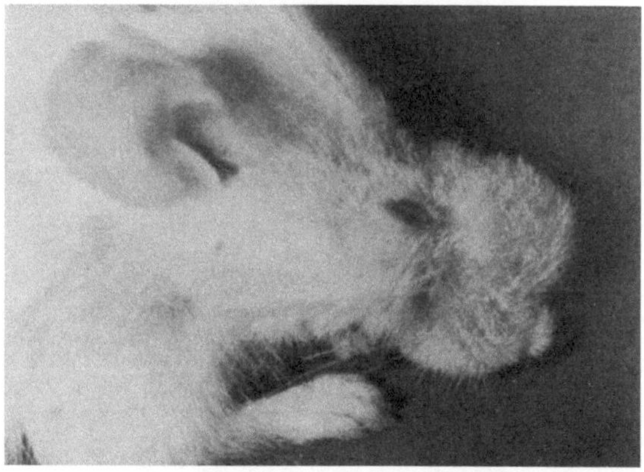

Abb. 1: Nasenhöhlenkrebs bei einer Maus nach Tropfung der Rückenhaut mit Diäthylnitrosamin. Die Geschwulst, die sich in der Nasenhöhle nach ungefähr achtmonatiger Behandlung entwickelt hat, ist durch den Oberkieferknochen unter die Haut des Nasenrückens durchgebrochen und treibt diese halbkugelförmig vor (Nach HOFFMANN und GRAFFI 1963)

(Histotropie) bestimmter Gewebsarten vorhanden, die teils durch eine besonders hohe Empfindlichkeit einzelner Organe bedingt wird, teils dadurch, daß in bestimmten Organen eine maximale Anreicherung des betreffenden Cancerogens stattfindet oder daß das betreffende Cancerogen nur in bestimmten Organen diejenigen chemischen Abänderungen erfährt, die erst zur Bildung der eigentlichen cancerogenen Noxen führen. So traten z. B. in unseren Versuchen bei der Tropfung der Haut mit Diäthylnitrosamin bei den Mäusen fast ausschließlich Nasenhöhlencarcinome auf (Abb. 1 u. 2), während die direkt betropfte Rückenhaut trotz der viel höheren Dosis völlig unverändert blieb. Ein weiteres Beispiel für derartige Histotropien ist die bevorzugte Entstehung von Gehörgangstumoren bei der Ratte nach Verfütterung von Dimethylaminostilben (HADDOW u. a.) sowie die Bildung von ganz bestimmten Organkrebsen, z. B. an der Speiseröhre oder im Gehirn nach Verfütterung von bestimmten Nitrosaminderivaten (DRUCHREY u. Mitarb.).

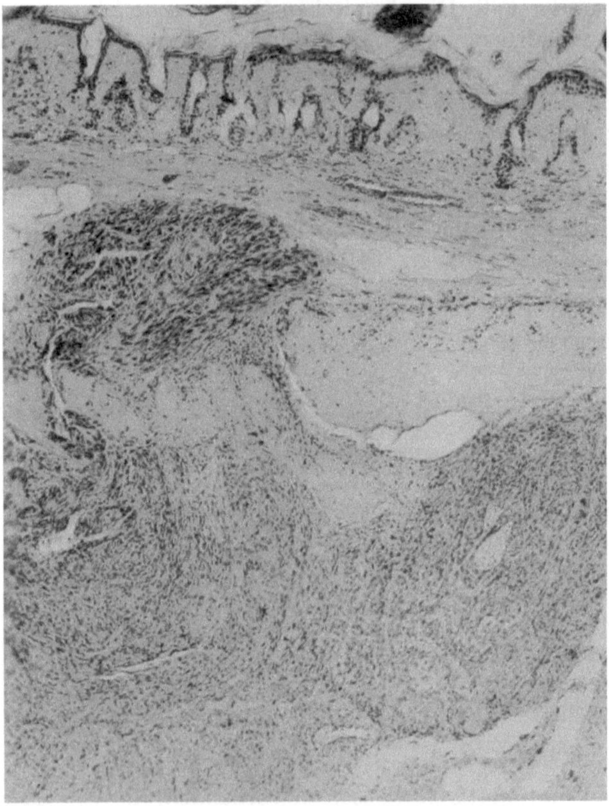

Abb. 2: Gleicher Tumor wie Abbildung 1. Histologisches Bild nach HE-Färbung. Durchbruch des Carcinoms aus der Nasenhöhle durch den Knochen in das Unterhautgewebe des Nasenrückens
(Nach Hoffmann und Graffi 1963)

b) Die physikalischen Cancerogene

Auch sie sind heterogener Natur, indem Strahlungen verschiedenster Wellenlängen und sehr unterschiedlichen Energiegehaltes wie UV-Licht, Röntgenstrahlen, Radiumstrahlen und zwar α-, β- und γ-Strahlung, sowie die Strahlungen praktisch aller Isotope bei genügend hoher Dosierung Geschwülste auslösen.

Interessant ist die Geschwulstauslösung durch die reine Festkörperwirkung. Nach Implantation von Scheibchen aus sehr unterschiedlichem

Material, wie verschiedenen organischen Kunststoffen (Cellophan, Perlon, Bakelit etc.), Edelmetallen, Quarz, Glas, Elfenbein etc. unter die Haut oder in die Bauchhöhle von Ratten, Mäusen und anderen Tierarten entstehen in hohem Prozentsatz Sarkome. Es ist noch offen, ob hierbei rein mechanische Wirkungen oder eventuell elektrische Ladungsphänomene an den Oberflächen an dem Geschwulstbildungsprozeß beteiligt sind.

Auch der photodynamische Effekt, also die Kombination von sichtbarem Licht mit bestimmten chemischen Stoffen, ist zu den cancerogenen Faktoren zu rechnen.

c) Onkogene Viren

Als dritte Gruppe cancerogener Noxen sind bestimmte Viren zu nennen, d. h. kleinste Formen von Krankheitserregern, die durch intrazellulären Parasitismus charakterisiert sind und lebendes Gewebe für ihre Vermehrung

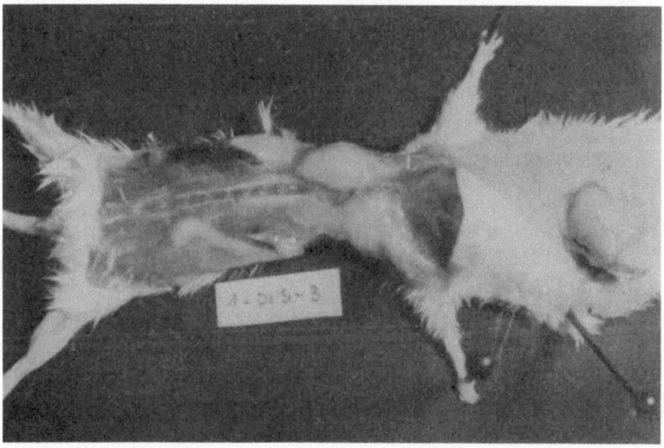

Abb. 3: Subcutanes Sarkom bei einer Maus ein Jahr nach Injektion von zellfreiem Filtrat aus vielfach transplantiertem DMBA-Sarkom (Nach Graffi und Schmidt 1953/54)

und Reproduktion benötigen. Die Viren sind die kleinsten frei vorkommenden Lebenseinheiten. Ihre wichtigste Komponente ist eine Nukleinsäure, in der diejenigen Informationen gespeichert sind, die notwendig sind, um mit Hilfe der Fermente und des Stoffwechsels der infizierten Wirtszelle eine Reduplikation des Viruspartikels zu veranlassen. Es sind bereits mehr als 20 Virusarten bekannt, die bei bestimmten Wirten zur Krebsauslösung befähigt sind, vor allem bei Hühnern und Nagetieren, wobei die Maus im Vordergrund steht.

Bei den Hühnern sind es vor allem Leukämien und Sarkome, die durch Viren verursacht werden, wie dies erstmalig von ELLERMANN und BANG in Dänemark und von ROUS in USA bereits vor dem 1. Weltkrieg nachgewiesen wurde. Diese Viren konnten auch elektronenmikroskopisch sicht-

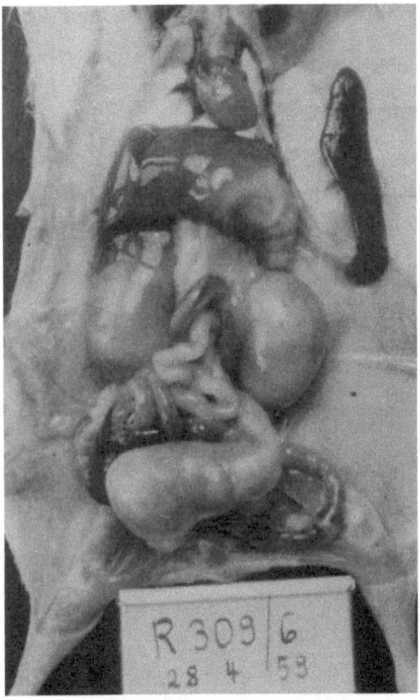

Abb. 4: Doppelseitige Nierensarkome und Sarkom im Bereich des Rektums bei einer Ratte nach Infektion mit dem Polyomavirusstamm T_2 (Berlin-Buch) (Nach GRAFFI, GIMMY und BAUMBACH 1959)

bar gemacht und biochemisch sowie serologisch charakterisiert werden. Interessant ist der Umstand, daß bestimmte Stämme des Rous-Sarkoms auch bei verschiedenen Nagetieren, wie Ratten, Mäusen, Goldhamstern und Kaninchen wirksam sind, wie dieses von SILBER in der Sowjetunion sowie von SCHMIDT-RUPPIN in Westdeutschland und anderen Autoren nachgewiesen wurde. Von SHOPE wurden beim Kaninchen zwei verschiedene Tumorarten, und zwar ein Fibrom und ein Papillom als virusbedingte Erkrankungen erkannt. Der erste Mäusetumor, dessen Virusnatur festgestellt wurde, ist das Mamma-Carcinom. Es wird durch den von BITTNER entdeckten sogenannten Milchfaktor hervorgerufen, ein Virus, das mit der Muttermilch auf die Neugeborenen übertragen wird. Zu seiner Wirkungsentfaltung ist noch eine hormonale Stimulation der Brustdrüse durch weibliche Geschlechtshormone erforderlich, wie dieses von LACASSAGNE festgestellt wurde. Bei der Maus sind in den letzten 15 Jahren noch eine Reihe weiterer Virusarten isoliert worden, die geschwulstauslösende Wirkung besitzen. 1951 wurde von GROSS in USA der Nachweis erbracht, daß bestimmte lymphatische Leukämien der Maus virusbedingte Erkrankungen sind. Bald darauf wurde

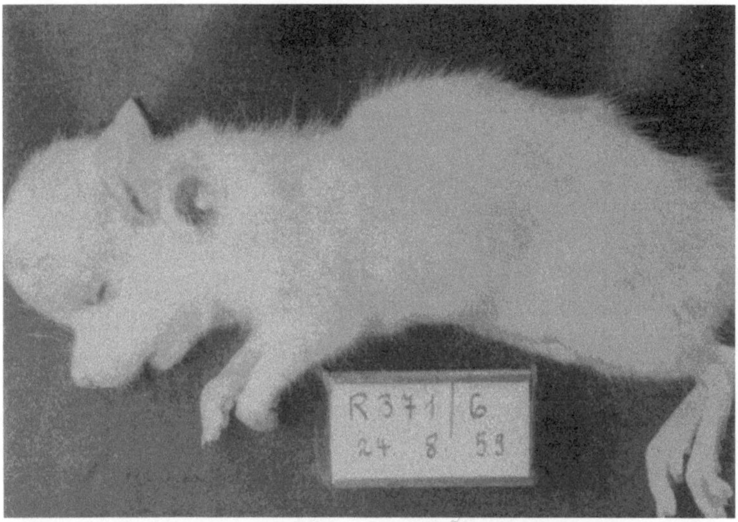

Abb. 5: Lipom auf dem Schädeldach bei einer Ratte 39 Tage nach Infektion mit Polyomavirus, Stamm T_2 (Berlin-Buch)
(Nach GRAFFI, GIMMY und BAUMBACH 1959)

in Untersuchungen, die 1948 von uns im Institut für Medizin und Biologie begonnen wurden, nachgewiesen, daß bestimmte myeloische Leukämien der Maus und der Ratte, die also vom Knochenmark ihren Ausgang nehmen, durch ein Virus hervorgerufen werden. Schließlich konnten in der Folge noch eine Reihe weiterer Leukämievirustypen von THURZO, MOLONEY, FRIEND, STANSLY u. a. isoliert werden, bei denen es sich wahrscheinlich um differente Stämme der gleichen Virusfamilie handelt. Besondere Bedeutung hat die Entdeckung des Parotistumor-Polyomavirus erlangt, dessen geschwulstauslösende Wirkung von GROSS 1953 erstmalig dadurch nachgewiesen wurde, daß er mit Leukämiefiltraten nicht nur das identische Krankheitsbild, sondern in einem gewissen Prozentsatz noch Speicheldrüsen-

Carcinome bei Mäusen erzielen konnte. In Untersuchungen, die um die gleiche Zeit durchgeführt und 1954 publiziert wurden, stellten wir ähnliches fest, indem zellfreie Filtrate aus verschiedenen Tumoren neben Leukämien noch solide Geschwülste, vor allem in der Subcutis hervorriefen, bei denen es sich um Sarkome, Fibrome und Knochentumoren handelte (Abb. 3).

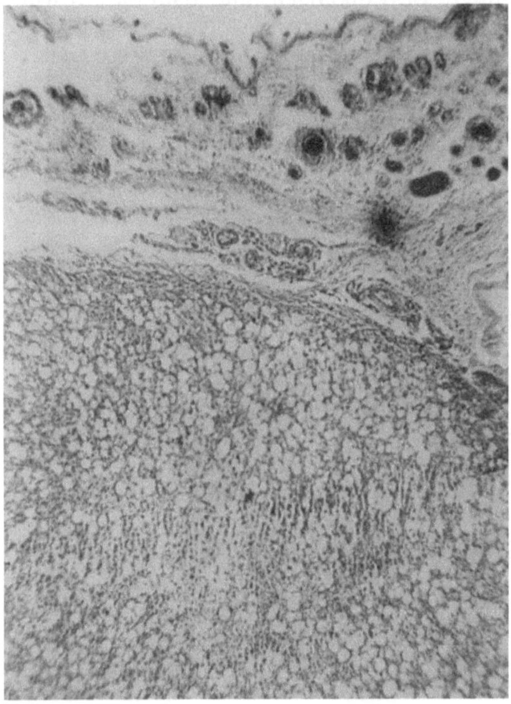

Abb. 6: Subcutanes Lipom bei einer Ratte nach Infektion mit Polyomavirus Stamm T_2 (Berlin-Buch) im histologischen Bild

Auch hierbei war neben dem Leukämievirus, das für die Leukämieentstehung verantwortlich war, das Polyoma-Virus mit im Spiel, ohne daß wir jedoch diesen Zusammenhang damals klar erkannten. Der entscheidende Fortschritt in der Frage des Polyoma-Virus kam dadurch zustande, daß es 1957 den Amerikanerinnen STEWART und EDDY gelang, dieses Virus in der Gewebekultur zu züchten und darin stark anzureichern und mit diesen Virussuspensionen mit hohem Titer bei Mäusen, Goldhamstern und später auch bei Ratten und Kaninchen verschiedene Tumorarten zu erzeugen. Auf dem gleichen Wege gelang 1959 auch uns die Isolierung eines besonderen Polyomavirusstammes aus dem Material unserer virusbedingten myeloischen Mäuseleukämien, der die Bezeichnung T/2 Berlin-Buch erhielt und der speziell bei Ratten Nieren- und Knochensarkome sowie Fettgeschwülste und außerdem bei Mäusen, Hamstern, Kaninchen und Meerschweinchen vor allem subcutane und innere Fibrome und Sarkome hervorruft (Abb. 4—9).

Nachfolgend seien einige Ergebnisse unserer Untersuchungen zur Identifizierung und Charakterisierung des Virus der myeloischen Leukämie der

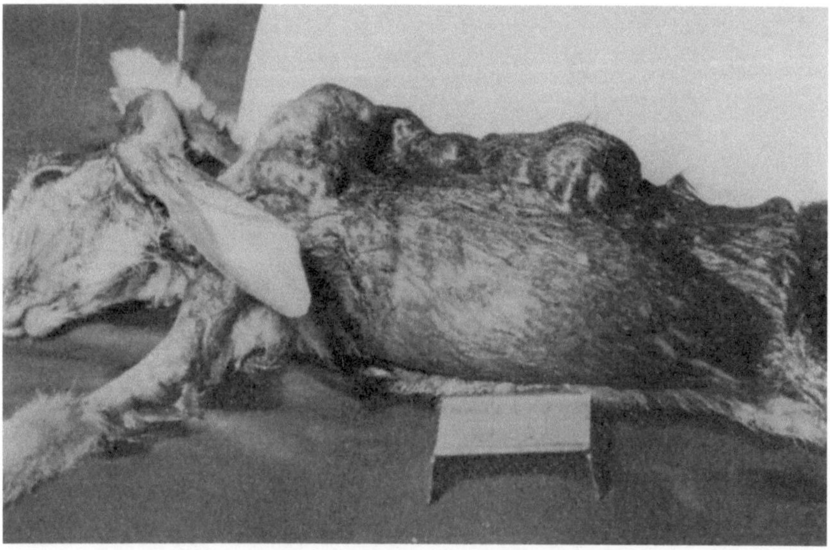

Abb. 7: Kaninchentumor (Sarkom) durch Polyomavirus, Stamm T_2 (Berlin-Buch) hervorgerufen
(Nach GRAFFI, GIMMY und BAUMBACH 1959/60)

Maus sowie unseres Polyomastammes dargestellt. Eine Besonderheit des pathologischen Bildes der durch unseren Leukämievirusstamm erzeugten Mäuseleukämien ist das Auftreten eines hohen Prozentsatzes grün gefärbter Leukosen im Sinne von Chloroleukämien (Abb. 10). Das Virus konnte mit Erfolg auf die Ratte übertragen werden (Abb. 11), bei der es hämatologisch verschiedene Leukämieformen auslöste. In besonderen Versuchen (FEY u. GRAFFI) wurde von uns kürzlich der Mechanismus dieser Aufsplitterung der hämatologischen Form bei der Maus untersucht, wobei neben myeloischen Typen noch reticulozelluläre lymphatische Typen induziert werden, und die verstärkt nach heterologer Übertragung des Virus sowie nach dessen

Züchtung in der Gewebekultur erfolgt. Es ergab sich, daß Filtrate aus reinen, reifen myeloischen Leukämien vorwiegend wieder reifzellige myeloische Formen auslösen, während durch Virussuspensionen aus reifzelligen lymphatischen Leukosen vorwiegend lymphatische Formen induziert werden. Dagegen findet bei der Verwendung von sehr unreifen Leukämien zur Filtratbereitung eine starke Aufsplitterung in die verschiedenen hämato-

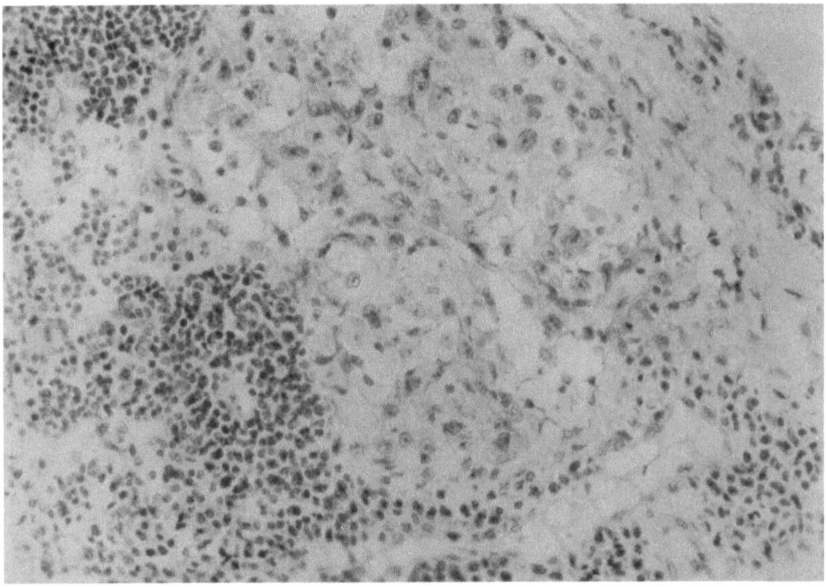

Abb. 8: Lymphknotenmetastase eines Sarkoms beim Kaninchen nach Infektion mit Polyomavirus, Stamm T_2 (Berlin-Buch). Histologisches Bild nach HE-Färbung (Nach Graffi, Gimmy und Baumbach 1959/60)

logischen Formen in der beschriebenen Weise statt. Es ist daran zu denken, daß vielleicht eine spezifische, herkunftbedingte Besonderheit der Oberfläche der Viruspartikel deren Eigenschaft bedingt, jeweils verschiedene Leukämietypen auszulösen. Wie wir noch sehen werden, werden die Viruspartikel von den Leukämiezellen vorwiegend von der Zellmembran durch einen Abschnürungsprozeß reproduziert. Dabei gehen vermutlich auch einige Bestandteile der jeweiligen Zellmembran in das Viruspartikel ein, d. h. bei seiner Reproduktion in einer myeloischen Leukämiezelle Membrananteile der myeloischen Zellart und bei der Abschnürung durch eine lymphatische Leukämiezelle lymphatische Membranbestandteile. Es ist nun eventuell vorstellbar, daß Viruspartikel mit myeloischen Membranteilen auf Grund der gegenseitigen Membranverwandtschaften bevorzugt von myeloischen Zellen des infizierten Wirtes aufgenommen werden und auf diese Weise zu myeloischen Leukämien führen und Entsprechendes auch für die lymphatisch

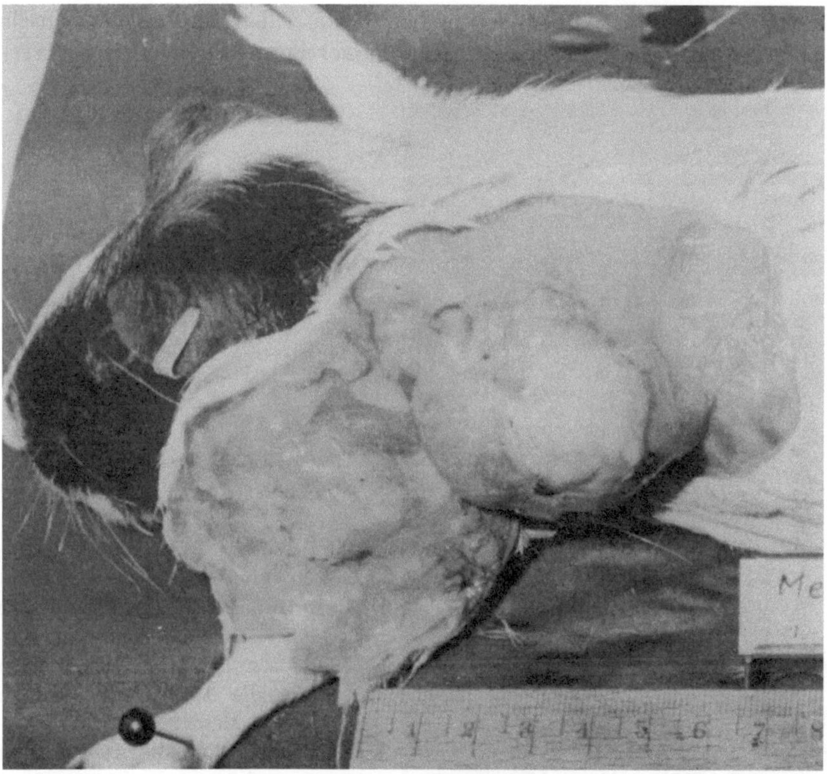

Abb. 9: Meerschweinchensarkom in der Subcutis nach Infektion mit Polyomavirus, Stamm T_2 (Berlin-Buch)
(Nach GRAFFI, BAUMBACH und GIMMY 1961)

determinierten Viruspartikel gilt. Bei unreifzelligen Leukämien hat jedoch die Membran der noch wenig differenzierten Leukämiezelle noch keinen fixierten Differenzierungscharakter, wodurch auch die Viruspartikel, die in solchen Zellen reproduziert werden, keine zellspezifische Determination erfahren und deshalb in verschiedene hämatologische Zelltypen aufgenommen werden und damit zu sehr unterschiedlichen Leukämieformen führen.

Die Ausbildung von myeloischen Leukämien bei der Maus wird von der Milz wesentlich mitbestimmt. Durch Milzexstirpation wird die Viruswirkung beträchtlich gehemmt. Röntgenbestrahlungen und Carcinogeneinwirkungen fördern die Viruswirkung. Das Virus konnte in der Gewebekultur vermehrt werden, und zwar nicht nur in Mäusezellen, sondern auch in embryonalen Rattengeweben und in HeLa-Zellen, also einem menschlichen, in der Gewebekultur züchtbarem Tumorstamm (SCHRAMM u. GRAFFI).

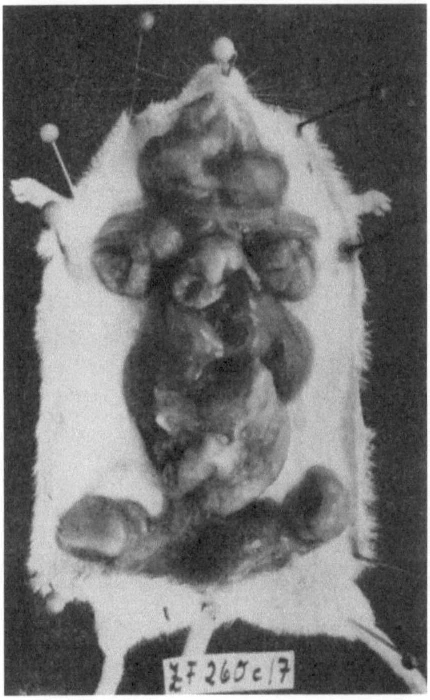

Abb. 10: Chloroleukämie einer Maus nach Injektion eines zellfreien Tumorfiltrates in das neugeborene Tier. Starke Vergrößerung und dunkelgrüne Verfärbung sämtlicher Lymphknoten am Hals, in der Axilla, Leiste und im Mesenterium (Nach GRAFFI, FEY, BIELKA, KRISCHKE und SCHARSACH 1954)

Gegen das Virus konnten heterologe und weniger eindeutig auch homologe Antiseren erzeugt werden, durch welche das Virus inaktiviert wird (GRAFFI u. FEY 1955). Die vertikale Übertragung des Virus von Generation zu Generation erfolgt auf dem Milchwege durch das Säugen (GRAFFI u. KRISCHKE) und nur ausnahmsweise bereits intrauterin. Dagegen war eine horizontale Virusübertragung von Tier zu Tier auch bei engstem Kontakt nicht sicher nachweisbar, und auch die Ausscheidungen der Tiere wie Urin, Speichel und Kot zeigten keine eindeutige leukämogene Wirkung. Die chemische Charakterisierung des Virus (GRAFFI u. BIELKA) ergab eine hohe Empfindlichkeit gegenüber höheren Temperaturen ab 50 °C, während eine Konservierung im eingefrorenen Zustand für längere Zeit möglich ist. Das Virus besteht aus Nukleinsäuren, Proteinen und Lipoiden, wobei das Vorhandensein der beiden letzteren Bestandteile aus der Inaktivierungswirkung von Trypsin sowie von Äther und Desoxycholsäure abgeleitet wurde. Bei der

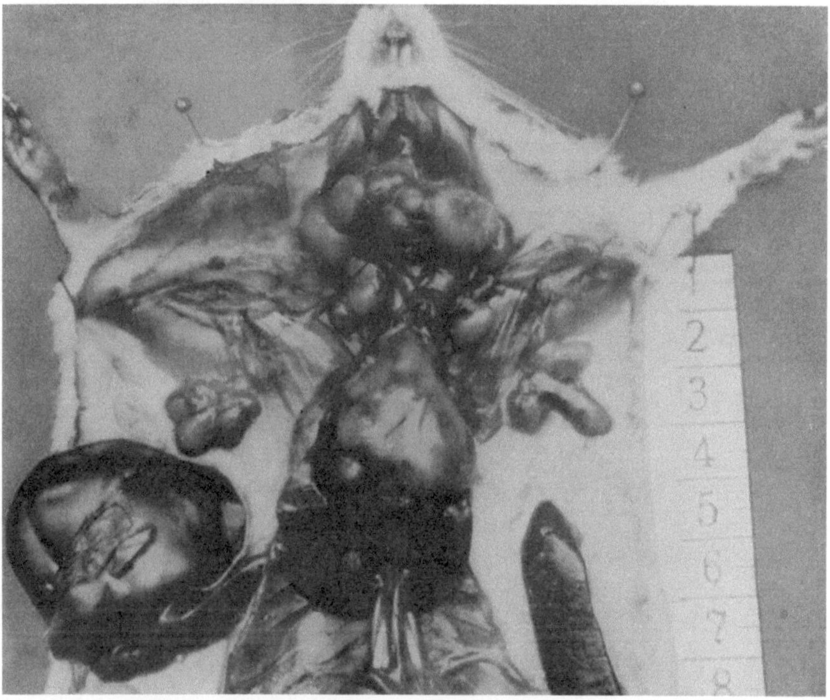

Abb. 11: Durch Virusinjektion erzeugte Rattenleukämie. Starke Vergrößerung der Lymphknoten am Hals, in der Axilla und den Leisten. Starke Vergrößerung der Thymusdrüse
(Nach GRAFFI und GIMMY 1957)

Nukleinsäurekomponente handelt es sich um RNS, da chemisch isolierte RNS aus Leukämiegeweben befähigt ist, erneut Leukämien bei Mäusen hervorzurufen (BIELKA u. GRAFFI). Das Virus konnte auch elektronenmikroskopisch sichtbar gemacht werden (HEINE, GRAFFI und BIERWOLF 1957) in Form von runden Partikeln von ca. 80—100 mμ Durchmesser mit zentralem Nukleoid und umhüllender Doppelmembran (Abb. 12). Die Virusreproduktion scheint vorwiegend an der Zelloberfläche durch einen Knospungs- und Abschnürungsprozeß an der Zellmembran zu erfolgen (Abb. 12). Das Virus konnte außerdem bis jetzt nur im Cytoplasma der Zellen sowie außerhalb derselben, jedoch niemals im Zellkern nachgewiesen werden.

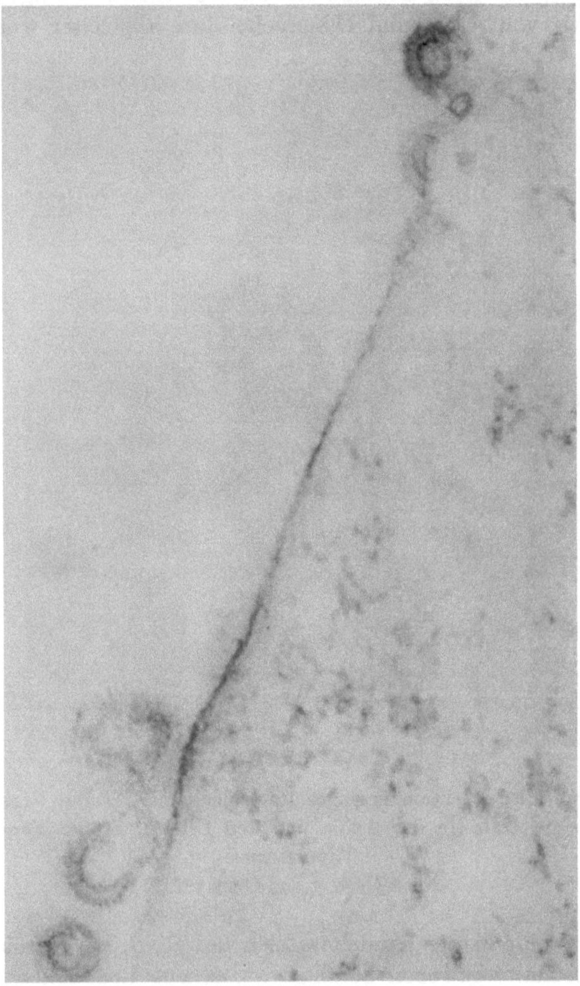

Abb. 12: Elektronenmikroskopisches Bild des Virus der myeloischen Leukämie der Maus im ultradünnen Schnitt. Virusbildung an der Zelloberfläche durch Knospung an der Zellmembran (oben im Bild). Links unten extrazelluläre Viruspartikel mit Hüllenmembran und Nukleoid. Vergrößerung 100000fach
(Nach Bierwolf und Graffi)

Von den umfangreichen Untersuchungen, die wir an verschiedenen Tierarten, speziell an Kaninchen und Ratten mit dem von uns isolierten Polyomavirusstamm durchgeführt haben (s. Abb. 4—9), sei vor allem die Isolierung einer infektiösen Nukleinsäure aus dem in vitro gezüchteten Virusmaterial und in vereinzelten Fällen auch aus transplantierten Polyomatumoren des Goldhamsters und der Ratte erwähnt. Die Beimpfung von

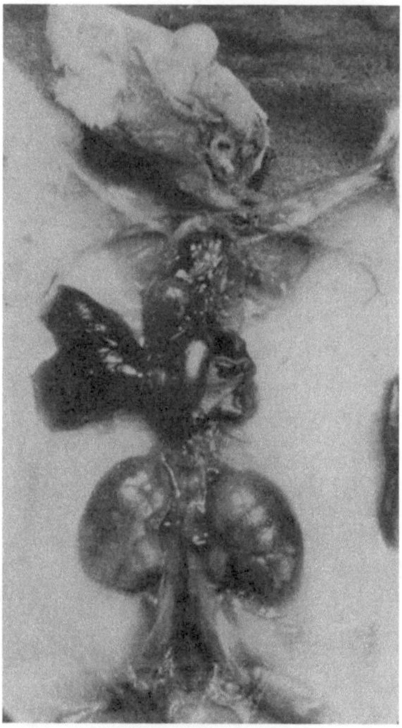

Abb. 13: Ratte mit doppelseitigen Nierensarkomen und einem Knochentumor am Schädeldach, 38 Tage nach Injektion von Nährlösung aus einer Gewebekultur, die mit DNS aus T_2-Polyomavirus beimpft worden war
(Nach GRAFFI und URBACH 1959)

Kulturen mit der chemisch isolierten Nukleinsäure, wobei es sich im Gegensatz zu der Leukämie um DNS handelte, führte erneut zur Ausbildung cytopathischer Veränderungen an den Zellen und zur Induktion einer starken Virusvermehrung (GRAFFI u. FRITZ 1959), die dadurch nachgewiesen werden konnte, daß die Nährlösung solcher Kulturen bei Ratten und Mäusen typische Polyomatumoren in großer Zahl auslösten (Abb. 13). Außerdem war das Polyomavirus in diesen Kulturen auch elektronenmikroskopisch in Form von ca. 35 mμ großen runden Partikeln, vor allem im Kern der Zellen nachweisbar (Abb. 14).

Zusammenfassend ergibt sich, daß auch die Gruppe der onkogenen Viren eine Vielfalt sehr unterschiedlicher Virustypen umfaßt, ohne nähere Ver-

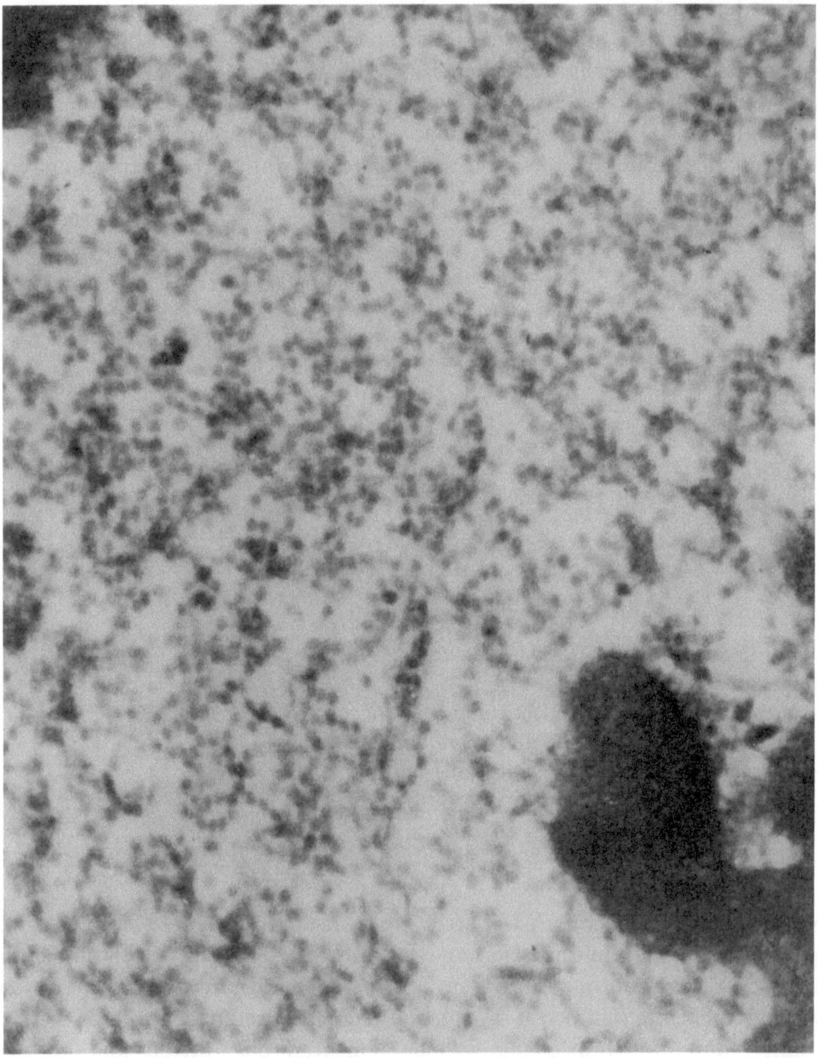

Abb. 14: Polyomavirus des Stammes T_2 (Berlin-Buch) im Zellkern eines Fibroblasten einer infizierten Mäuseembryokultur. Elektronenmikroskopisches Bild im Dünnschnitt. Überwiegend runde Viruspartikel von ~ 350 Å Durchmesser; vereinzelt noch fadenförmige Elemente
Vergrößerung: 75000fach
(Nach BIERWOLF, GRAFFI und BAUMBACH 1959)

wandtschaft zueinander, mit großen Differenzen in ihrer Feinstruktur, Größe, ihrem chemischen Aufbau, vor allem in bezug auf die Natur und den Informationsgehalt ihrer Nukleinsäuren (DNS oder RNS). Bei der virologischen Cancerisierung ist der Umstand bemerkenswert, daß die maligne Zelltransformation oft sehr schnell in wenigen Stunden oder Tagen erfolgt im Gegensatz zur chemischen Cancerisierung, die fast immer Wochen oder Monate benötigt. Außerdem kann man mit Viren auch außerhalb des Organismus in der Gewebekultur normale Zellen in Krebszellen umwandeln.

Schließlich ist es mehreren Arbeitskreisen, und wie bereits erwähnt wurde, auch in unserem Institut gelungen, die Geschwulstauslösung allein mit der aus verschiedenen onkogenen Viren chemisch isolierten Nukleinsäure-Komponente zu bewerkstelligen, wenn auch das intakte Virus meistens viel wirksamer ist. Die Erkenntnis von der Heterogenität der onkogenen Viren hat den Traum von einem einheitlichen für alle Geschwulstbildungen verantwortlichen Krebserreger endgültig zunichte gemacht und auch für diese Geschwulstformen die Vielfalt und Mannigfaltigkeit des Cancerisierungsphänomens sichtbar werden lassen.

Eine wichtige, die Virusätiologie maligner Tumoren betreffende Frage ist es, ob dieses auch für menschliche Tumoren zutreffen dürfte. Für verschiedene gutartige geschwulstmäßige Wucherungen ist sie bereits sicher nachgewiesen worden, wie etwa verschiedene Warzenformen, Papillome etc. Es wurde weiterhin festgestellt, daß menschliche Zellen auf verschiedene bekannte onkogene Viren, z. B. SV 40 und neuerdings auch das Rous-Virus, ebenfalls mit maligner Entartung reagieren, wenn man diese Viren auf menschliche Gewebekulturen einwirken läßt. Schließlich wurde von Trentin nachgewiesen, daß bestimmte Virusarten, die beim Menschen häufig als latente Keime oder als Erreger katarrhalischer Erkrankungen im Bereiche des Respirationstraktes und in der Lunge vorkommen, nämlich die Adenovirustypen 12 und 18, im Tierversuch, speziell bei Goldhamstern, eine starke onkogene Wirkung entfalten. Alle diese genannten Fakten lassen durchaus an die Möglichkeit einer viralen Ätiologie menschlicher Krebsgeschwülste denken. Darüber hinaus konnten auch direktere Hinweise in dieser Richtung erarbeitet werden. In menschlichen Leukämien wurden vereinzelt von verschiedenen Autoren (Dmochowski u. a.) virusverdächtige Partikel nachgewiesen. Dies gelang auch in unserem Institut in mehreren myeloischen Leukämien Erwachsener nach Züchtung in der Gewebekultur und elektronenmikroskopischer Untersuchung der Leukämiezellen. Es fanden sich runde kompakte Partikel von ca. 40—50 mμ Durchmesser im degenerativ veränderten Zellkern (Abb. 15—17) und vereinzelt etwa 70 mμ große Elemente mit Nukleoid und umhüllenden Membranen im Cytoplasma

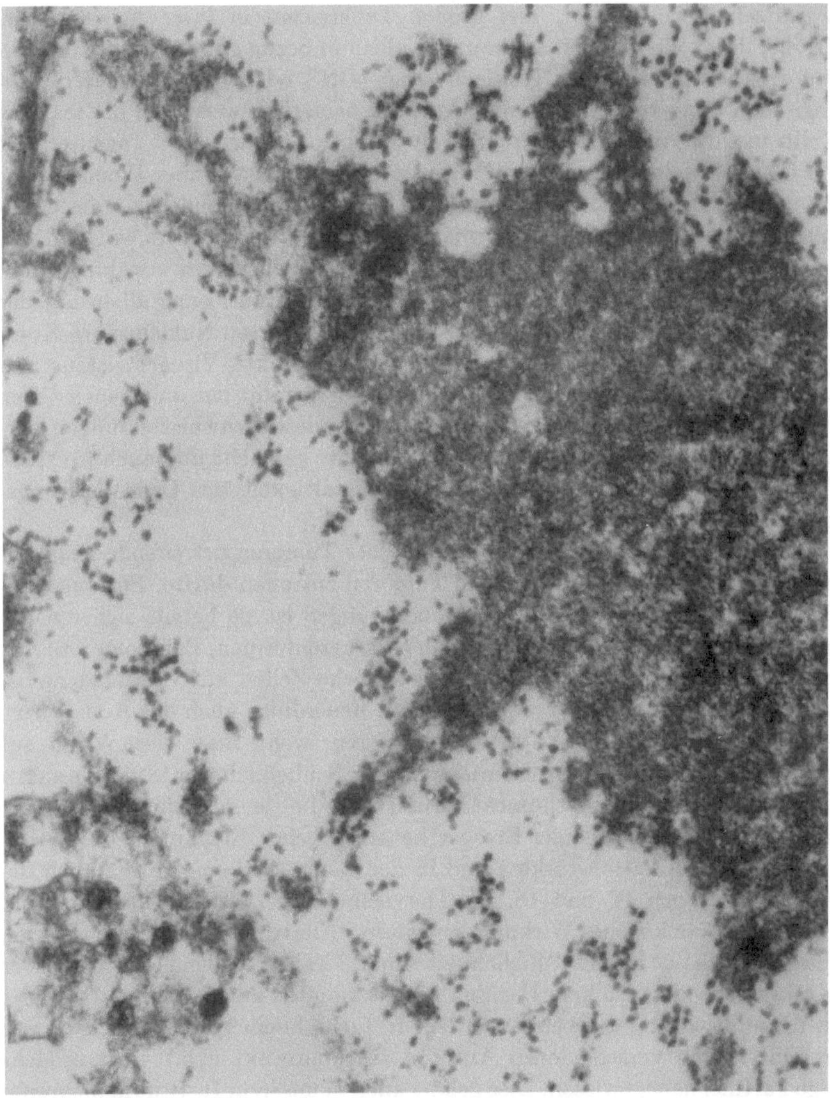

Abb. 15: Virussuspekte Partikel von ca. 450 Å Durchmesser, oft haufen- oder kettenförmig angeordnet im degenerierten z. T. verflüssigten Zellkern einer in der Gewebekultur gezüchteten Zelle einer myeloischen Leukämie des Menschen im elektronenmikroskopischen Bild. Vergrößerung 20000fach (Abb. 15, 16, 17 u. 18: Nach GRAFFI, BIERWOLF, BAUMBACH, WIDMAIER, BLANKENHAGEL und RANDT 1963)

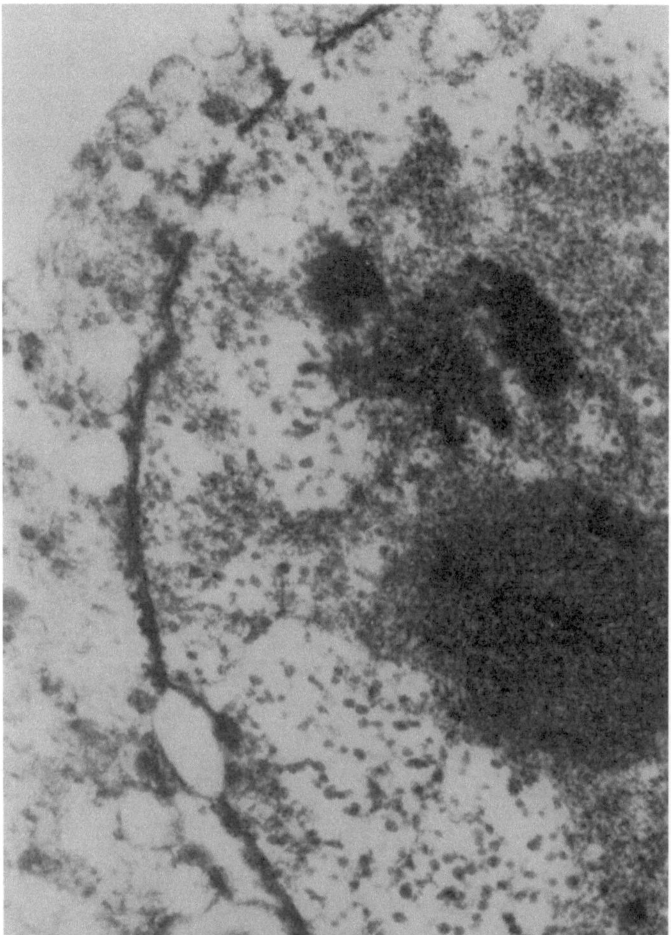

Abb. 16: Virussuspekte Partikel im elektronenmikroskopischen Bild eines ultradünnen Schnittes durch eine Zelle einer myeloischen Leukämie des Menschen. Im Zellkern viele ca. 450 Å große, runde Partikel, außerdem unregelmäßige Verdichtungen der Kernsubstanz, wie dieses bei Virusinfektionen häufig vorkommt. Im Cytoplasma (links unten) ein Partikel mit Hüllmembran (siehe Pfeil). Vergrößerung: 27000fach

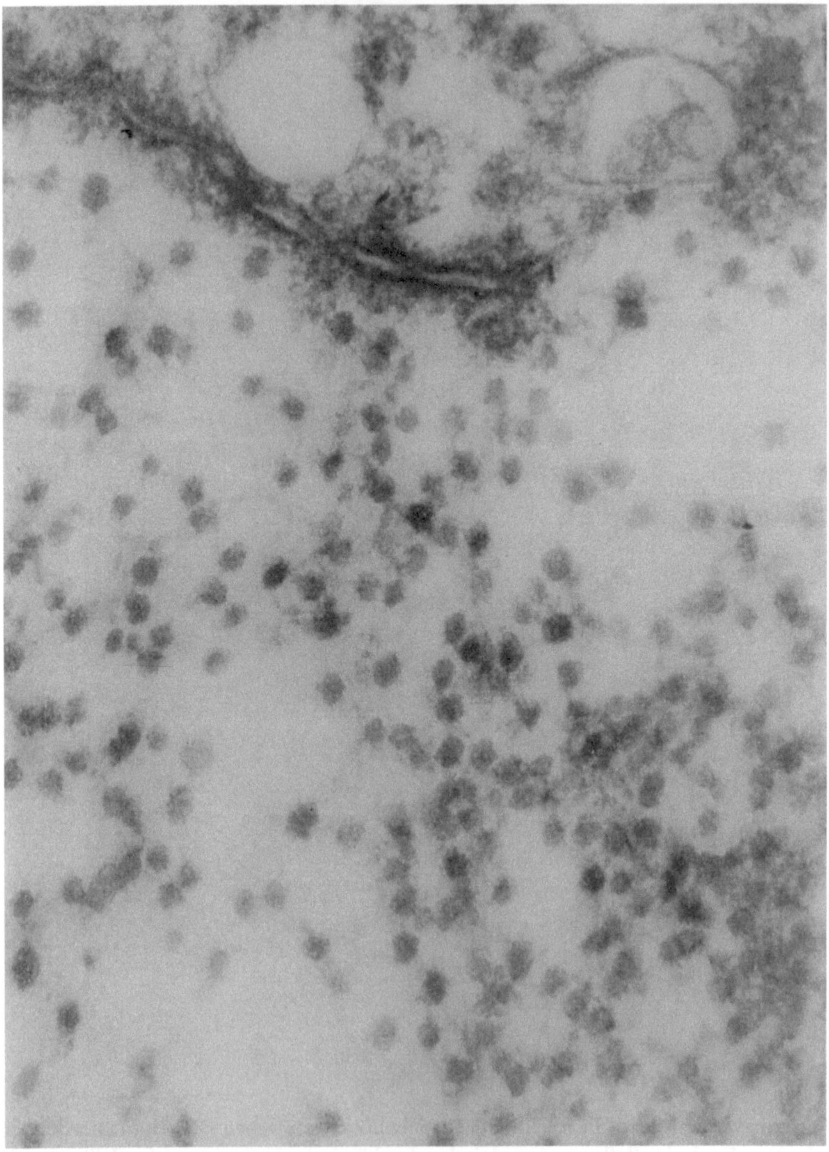

Abb. 17: Virusverdächtige Partikel von ca. 450 Å Durchmesser im Zellkern (Ausschnitt) einer myeloischen Leukämie des Menschen im elektronenmikroskopischen Bild bei stärkerer Vergrößerung (90000fach). Oben im Bild doppelkonturierte Kernmembran

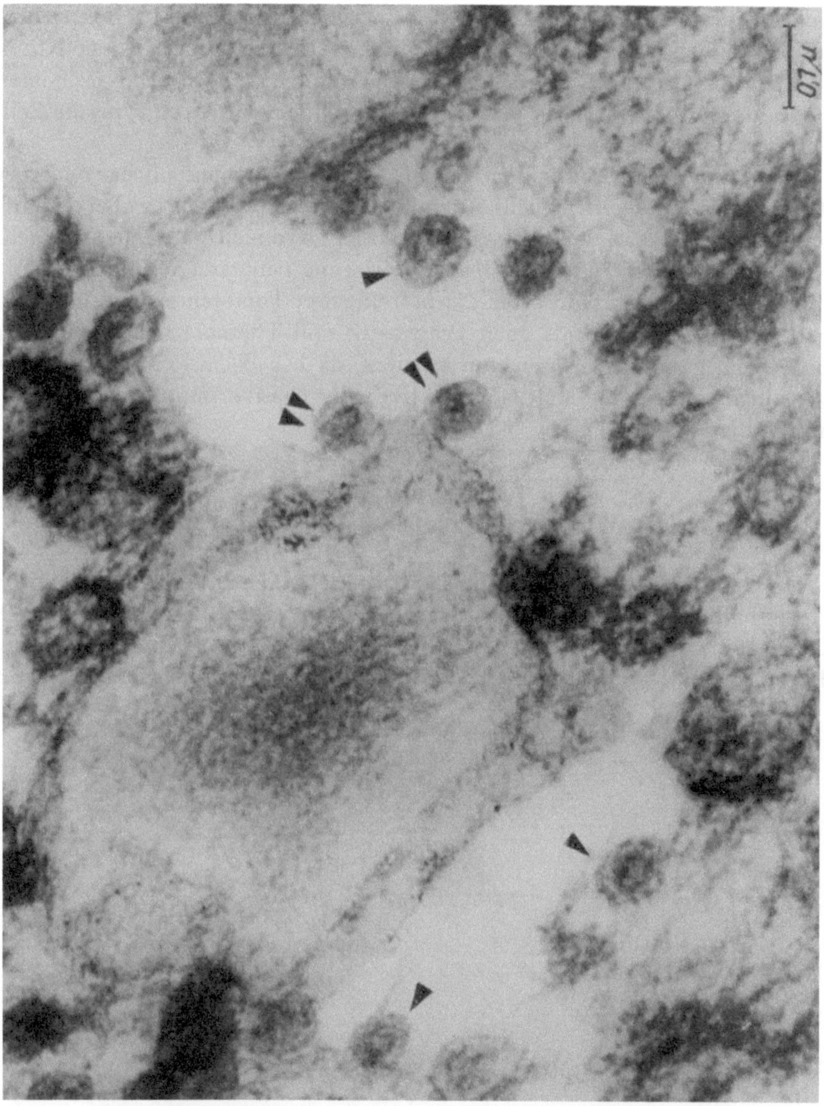

Abb. 18: Viruspartikel (siehe Pfeile) im Cotyplasma einer menschlichen, myeloischen Leukämiezelle nach Züchtung in der Gewebekultur. Im Cytoplasma mehrere Viruspartikel von ca. 700 Å Durchmesser mit zentralem Nukleoid von 400—450 Å Durchmesser und doppelt konturierter Hüllmembran. Elektronenmikroskopisches Bild eines ultradünnen Schnittes. Vergrößerung 100000fach

der Leukämiezellen (Abb. 18), die auf Grund ihrer Struktur als sichere virale Elemente angesehen werden müssen. In der Robert-Rössle-Klinik wurden von ESCHBACH aus den frühesten Anfängen von Portio-Carcinomen Extrakte gewonnen, die in der Gewebekultur eine für Viren typische Zelldegeneration auslösten.

Die Suche nach Viren in den verschiedenen Typen menschlicher maligner Tumoren ist eine vordringliche Aufgabe der Krebsforschung, wobei man die Erfahrungen, die an den tierischen Tumoren gewonnen werden, zum Nachweis, zur Identifizierung und Charakterisierung benutzen kann. Ein Erfolg dieser Bemühungen würde für die betreffenden Tumoren sowohl hinsichtlich einer Prophylaxe als auch Diagnostik und Therapie neue, und zwar bedeutend günstigere Aussichten schaffen, da bei einem exogenen Erreger vor allem serologische Methoden (aktive oder passive Immunisierung etc.) anwendbar wären.

4. Über den Wirkungsmechanismus chemischer Cancerogene

Die Geschwulstauslösung durch cancerogene Noxen unterliegt bestimmten Gesetzmäßigkeiten, die man z. B. in Fütterungsversuchen mit Buttergelb bei Ratten, wie sie z. B. von DRUCKREY und SCHMÄHL, HAMPERL, MILLER, PRICE, HECHT u. a. durchgeführt wurden oder in Tropfungsversuchen mit

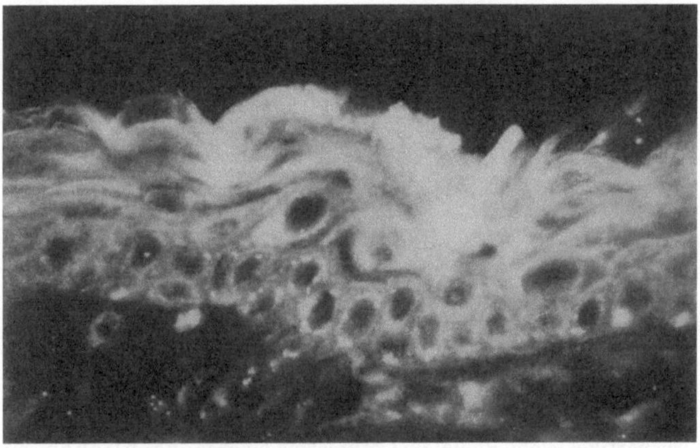

Abb. 19. Benzpyrenspeicherung in der Epidermis der Mäusehaut nach Tropfung im fluoreszenzmikroskopischen Bild. Starke Benzpyrenspeicherung im Cytoplasma der Zellen speziell in den Mitochondrien und Mikrosomen; Aussparung der Zellkerne (Nach GRAFFI 1941)

cancerogenen Kohlenwasserstoffen an der Mäuse-, Hamster- oder Kaninchenhaut (DEELMAN, ROUS, BERENBLUM, SALAMAN, HAMPERL u. a.) analysieren kann. In unseren eigenen Versuchen zu dieser Fragestellung haben wir vor allem die letztgenannte Methode zur Analyse des Wirkungsmechanismus cancerogener Reize angewandt. Zunächst untersuchten wir die Frage, wie sich die cancerogenen Stoffe in dem Gewebe, dem sie zugeführt

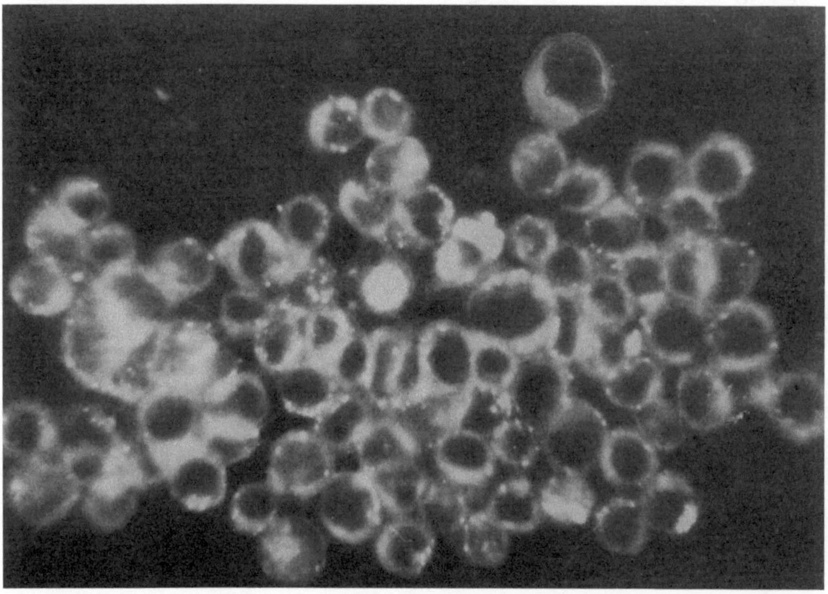

Abb. 20: Benzpyrenspeicherung in Krebszellen der Maus im fluoreszenzmikroskopischen Bild. Starke Anreicherung des hell aufleuchtenden Cancerogens im Cytoplasma, speziell den Mitochondrien und Lipoidgranula. Aussparung der Zellkerne (Nach GRAFFI 1939)

werden, sowie innerhalb der Zellen verteilen, ob sie überhaupt in die Zellen eindringen, wo sie hier gespeichert werden und wie lange sie hier verbleiben bzw. nachweisbar sind. Für derartige Untersuchungen sind speziell die cancerogenen Kohlenwasserstoffe, z. B. das Benzpyren, deshalb besonders geeignet, weil sie eine starke Fluoreszenz besitzen, also im ultravioletten Licht selbst in kleinsten Mengen stark aufleuchten und auf Grund dieser Eigenschaft mit Hilfe des Fluoreszenzmikroskopes sichtbar gemacht werden können. Beim einmaligen Auftropfen von Benzpyren auf die Haut dringt das Carcinogen momentan in das Gewebe und die Zellen der Haut ein.

Man findet es in hohen Konzentrationen in den oberflächlichen Deckzellen der Haut, der sogenannten Epidermis, in den Haarbälgen, vor allem in den fettreichen Talgdrüsen und im Fettgewebe der Haut (Abb. 19). Es bleibt bei hochkonzentrierten Lösungen ungefähr 1 Woche nach einer einmaligen Tropfung in den Zellen der Haut nachweisbar und 2—3 Tage, wenn man verdünntere Cancerogenlösungen benutzt. Durch laufend wiederholte Tropfungen wird der Cancerogengehalt der Zellen immer wieder von neuem

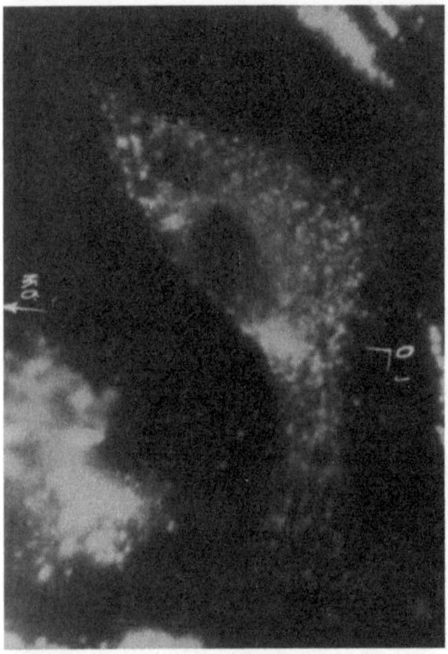

Abb. 21: Benzpyrennachweis in einer Bindegewebszelle der Maus in der Gewebekultur mit Hilfe des Fluoreszenzmikroskopes. Stark fluoreszierende helle Granula; Mitochondrien und Mikrosomen. Kern ausgespart (Nach GRAFFI, KRÜGER und HEINE 1952)

aufgefüllt, und dieser Umstand scheint für eine schnelle und regelmäßige Krebsauslösung von Wichtigkeit zu sein. Innerhalb der Zelle ist die Verteilung auf die verschiedenen Zellstrukturen ungleichförmig, indem der Zellkern weitgehend ausgespart bleibt (Abb. 20), während das Cytoplasma speziell bestimmte korpuskuläre Strukturen desselben wie die der Atmung und Energiegewinnung dienenden Mitochondrien und das der Eiweißsynthese dienende und nukleinsäurereiche Ergastoplasma, auch endoplasmatisches Reticulum oder Mikrosomen genannt, das Cancerogen besonders stark speichern (Abb. 21). Diese Verteilung des Carcinogens läßt an die Möglichkeit denken, daß zumindest die cancerogenen Kohlenwasserstoffe primär im Cytoplasma der Zellen, speziell an dessen Organellen angreifen und die Wirkung auf den Zellkern sekundärer und indirekter Natur ist. Nach neuesten Untersuchungen enthalten auch die Mitochondrien genetisches Material in Form von DNS. Eine zweite Möglichkeit besteht eventuell darin, daß das unveränderte Cancerogen zwar primär in dem Cytoplasma, speziell den Organellen, gespeichert wird, hier jedoch etwa durch Oxydations-Prozesse chemisch weiter verändert wird und erst sekundär, also in abgewandelter Form, in den Kern aufgenommen wird und auf diesen wirkt. Weitere Hinweise zur Wirkungsweise der chemischen Can-

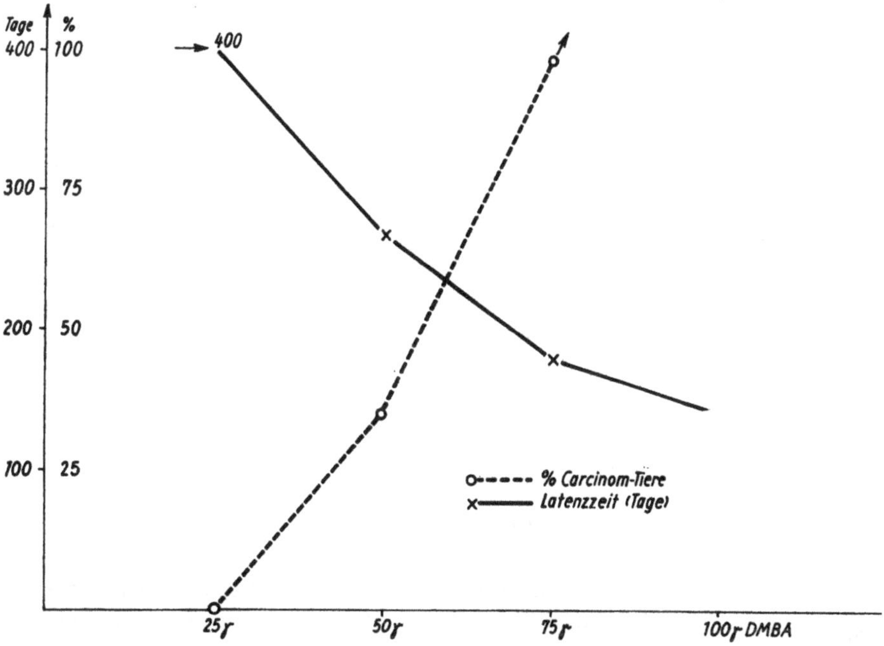

Abb. 22: Laufende Tropfung der Mäusehaut mit 9,10-Dimethyl-1,2-Benzanthracen (DMBA) (Graffi 1953)

cerogene ergeben sich aus der Analyse der Dosis-Wirkungsbeziehung im Tropfungsversuch an der Mäusehaut. Eine Geschwulstbildung ist nur äußerst selten durch eine einmalige Auftropfung des Cancerogens auf die Haut auslösbar. Selbst bei hoher Konzentration der Lösung und hoher Dosis kommt es nur ausnahmsweise nach einmaliger Applikation zur Krebsbildung, vermutlich weil, wie wir auch aus den fluoreszenzmikroskopischen Untersuchungen ersahen, hierbei die Verweildauer und Einwirkungszeit des Cancerogens auf die Zellen nicht lang genug ist. Wird dagegen die gleiche Gesamtdosis, etwa 500 Mikrogramm Benzpyren, die nach einmaliger Einwirkung nur äußerst selten Tumoren erzeugt, etwa in

100 zeitlich auseinandergezogenen kleinen Partialdosen innerhalb von mehreren Wochen oder Monaten auf die Haut getropft, so kommt es mit großer Regelmäßigkeit bei fast allen Tieren zur Bildung von Hautkrebsen. Andererseits ist jedoch gerade auch bei vielfach wiederholter Tropfung in kleinen Einzeldosen die Geschwulstauslösung von einer bestimmten applizierten Cancerogengesamtdosis abhängig, unterhalb welcher die Geschwulstbildung praktisch ausbleibt und nach deren Überschreitung die Zahl der Carcinome ganz steil in die Höhe schnellt (Abb. 22). Gleichzeitig ist von der Gesamtdosis außerdem noch die Zeitdauer der Geschwulstbildung, die so-

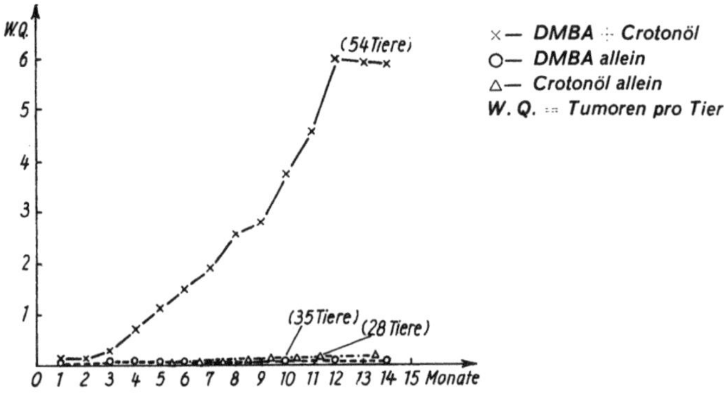

Abb. 23: 1 × 100 γ DMBA + Crotonöl laufend

genannte Latenzzeit, abhängig. Sie steht zur Dosis in umgekehrter Relation, d. h. je höher die Dosis, desto kürzer die Latenzzeit und gleichzeitig um so höher die Zahl der sich bildenden Carcinome (Abb. 22). Weitere Besonderheiten des Cancerisierungsvorganges mit wichtigen Rückschlüssen auf die Natur der malignen Entartung ergaben Kombinationsversuche zwischen einem carcinogenen Reiz und einer unspezifischen Regenerationsauslösung, wie sie eine Behandlung der Haut mit Crotonöl, einem starken nichtcancerogenen Reizmittel, darstellen. Diese Versuchsanordnung wurde von BERENBLUM in die Krebsforschung eingeführt. Crotonöl besitzt auf eine unterschwellige, für sich allein noch unwirksame Cancerogendosis eine Art Verstärkerwirkung, wenn es nach dem Carcinogen wiederholt auf die Haut aufgetropft wird (Abb. 23). Wir sprechen hierbei von der tumorrealisierenden Wirkung des Crotonöls auf latente Tumorkeimanlagen (TKA), die durch die unterschwellige Cancerogendosis ausgelöst wurden. Mit Hilfe dieser kombinierten Versuchsanordnung kann nun einwandfrei nachgewiesen werden, daß diesen durch sehr kleine Dosen ausgelösten latenten Tumorkeimanlagen, die ohne zusätzliche Behandlung für immer latent bleiben (Abb. 23), irreversible Vorgänge in den Zellen zugrunde liegen, die für viele Monate

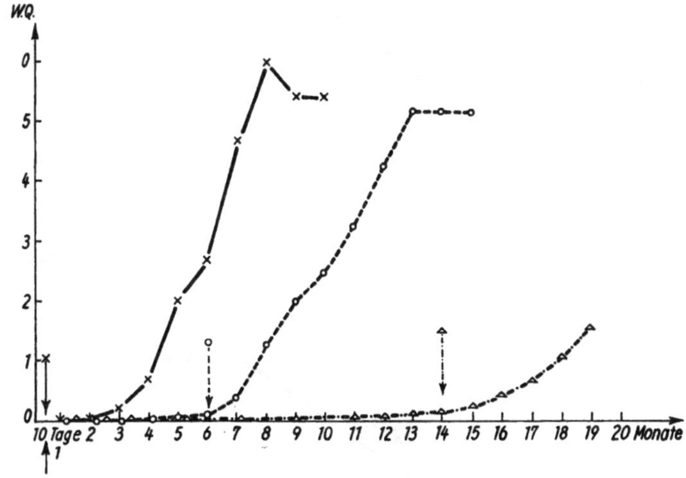

Abb. 24: Irreversibilität der cancerogenen Wirkung

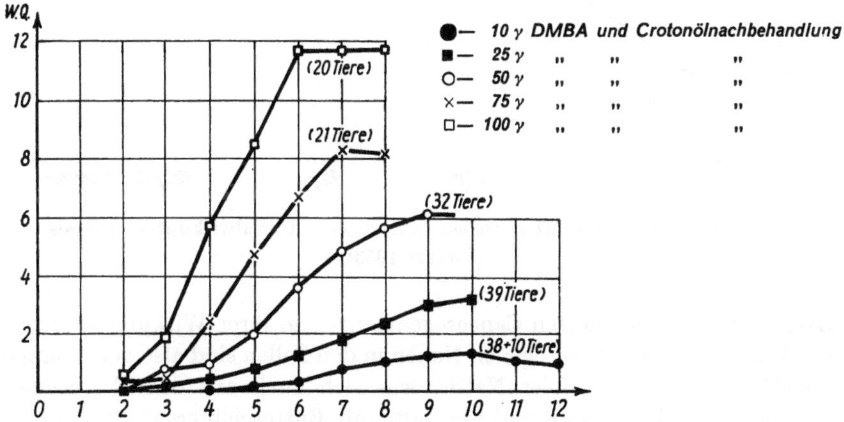

Abb. 25: Summation cancerogener Einzelwirkungen (Graffi 1953)

und Jahre erhalten bleiben und sich nicht wieder von allein zurückbilden. Dieses resultiert aus der Tatsache, daß die Umwandlung der latenten TKA in manifeste Geschwülste der Haut auch dann möglich ist, wenn die Crotonölbehandlung erst viele Monate (s. Pfeile in Abb. 24) oder sogar Jahre nach der initialen, unterschwelligen Cancerogenapplikation erfolgt (Abb. 24).

Weiterhin konnte mit dieser Methode der Nachweis erbracht werden, daß die Zahl der in der Haut ausgelösten latenten TKA, die durch Crotonöl zu Geschwülsten realisiert werden können, der applizierten Cancerogendosis direkt proportional ist (Abb. 25, 26), woraus sich ergibt, daß sich die im

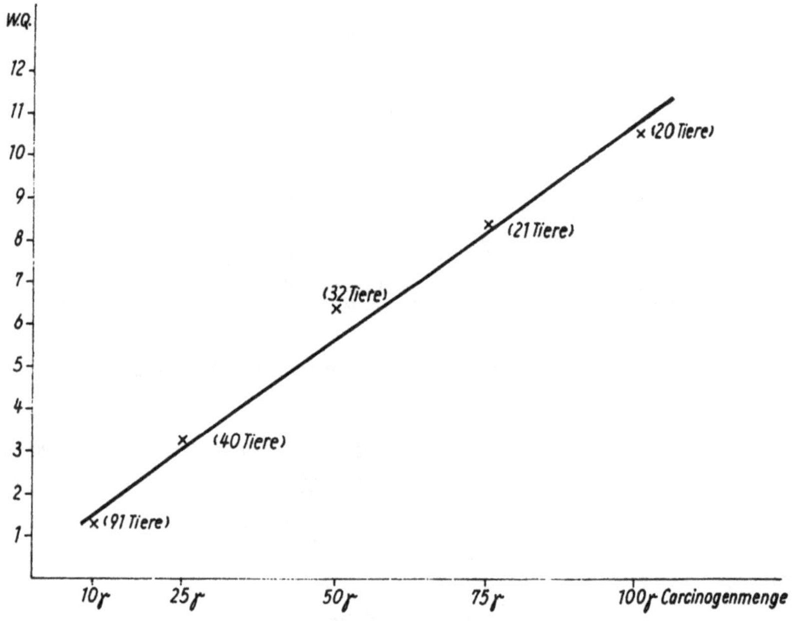

Abb. 26: Proportionalität zwischen cancerogener Initialwirkung und Dosis (GRAFFI 1953)

Laufe der Zeit applizierten Cancerogenmengen in ihrer Wirkung addieren. Die Wirkungen der cancerogenen Noxen in den Zellen sind also voll summationsfähig und irreversibler Natur, was sich auch aus den Fütterungsversuchen von DRUCKREY und SCHMÄHL mit Buttergelb ergab. Wenn man die cancerogene Substanz so in den Organismus einverleibt, daß sie sich auf den gesamten Körper verteilt, was z. B. bei Verfütterung oder i. v. Injektion stattfindet, so entstehen derartige latente TKA im ganzen Körper. Dieses konnten wir dadurch nachweisen, daß nach einer Benzpyrenverfütterung oder nach seiner rektalen, intraperitonealen oder i. v. Applikation eine bestimmte Hautstelle des Tieres mit Crotonöl nachbehandelt wurde.

Es kam dann an dieser Hautstelle, und zwar ausschließlich hier, infolge der Realisierungswirkung des Crotonöls auf die TKA zur Tumorbildung (Abb. 27).

Die sogenannten kompletten Carcinogene, wie Benzpyren oder Buttergelb, sind deshalb bei ausreichender Dosierung in der Lage, die Geschwülste auszulösen, weil ihnen beide zur Geschwulstbildung erforderlichen Aktivitäten, nämlich die Erzeugung von TKA und die Realisierungswirkung

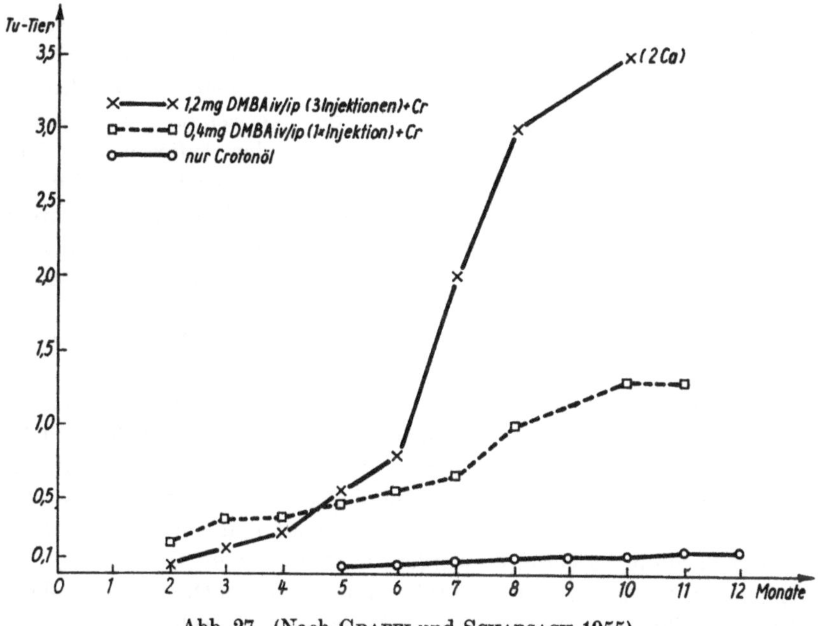

Abb. 27. (Nach Graffi und Scharsach 1955)

gleichzeitig eigen sind. Wie wir zeigen konnten (1951), gibt es nun aber Substanzen, die auf bestimmte Organe nur die spezifische Initialwirkung besitzen, während ihnen der realisierende Effekt fehlt, und die deshalb als inkomplette Carcinogene bezeichnet werden. Zu diesen Substanzen gehört für die Haut der Maus z. B. das Urethan sowie eine Reihe anderer Stoffe. Möglicherweise spielen derartige inkomplette Carcinogene bei Geschwulstbildungen des Menschen eine Rolle, wobei chronische Verletzungen oder auch wachstumsstimulierende Hormone die geschwulstrealisierenden Faktoren abgeben. Alle diese Gesetzmäßigkeiten, die sich aus der Wirkungsweise chemischer Cancerogene ergaben, dürften auch für den Menschen Gültigkeit haben.

5. Immunologische Versuche zur Analyse der Spezifität der Tumorzelle

Einige neue Erkenntnisse über die Natur der malignen Zelle konnten in den letzten Jahren durch immunologische Versuchsanordnungen gewonnen werden. Das Grundprinzip dieser Versuchsanordnung besteht darin, daß der Organismus gegen fremde Eiweiße und andere Substanzen, wie bestimmte Kohlenhydrate etc., die als Antigene bezeichnet werden, wenn sie direkt und nicht über den Verdauungstrakt dem Organismus einverleibt werden, spezifische aus Eiweiß bestehende Abwehrstoffe, sogenannte Antikörper bildet, die mit dem fremden Einweiß spezifisch reagieren. Diese Reaktion kann eine Ausflockung sein oder bei der Verwendung von körperfremden Zellen als Antigen ein Verklumpen oder Auflösen der Zellen mit der Zielsetzung, die fremde, in den Körper eingebrachte Substanz unschädlich zu machen. Dagegen bleibt der Organismus stets reaktionslos gegenüber seinen eigenen normalen Zellen und Gewebsbestandteilen. Damit ist also die Möglichkeit gegeben zu prüfen, ob in den Krebszellen neuartige Substanzen, speziell Eiweißkörper vorhanden sind, die in den normalen Zellen des gesunden Organismus der gleichen Art fehlen und die als eine Folge und ein Produkt der Cancerisierung anzusehen sind. Solche Versuche müssen an genetisch völlig übereinstimmendem Tiermaterial durchgeführt werden, nämlich an in strenger Geschwisterinzucht gezüchteten Tieren, die wegen der chemischen und biologischen Übereinstimmung ihrer Gewebe als genetisch und immunologisch isolog bezeichnet werden. Mit Geschwülsten, die bei dem Tier A erzeugt und auf das Tier B des identischen Stammes verimpft wurden, wird untersucht, ob sich gegen die verpflanzten Krebszellen Abwehrstoffe in dem isologen Organismus gebildet haben. Die Bildung solcher spezifischer Antikörper läßt sich auf verschiedene Weise nachweisen; einmal dadurch, daß bei Tieren, die solche Abwehrstoffe entwickelt haben, die überimpften Krebszellen nicht weiter wachsen, also eine Transplantationsresistenz entsteht, während bei unvorbehandelten, nicht immunisierten Tieren des gleichen Stammes das Wachstum stets fortschreitet. Weitere Untersuchungsmethoden zum Nachweis solcher Antikörper sind serologischer Art, z. B. die Auflösung oder Verklumpung der Krebszellen durch das Blutserum im Falle stattgefundener Antikörperbildung, während beim Fehlen neuer Antigene im Tumor und damit der Antikörperbildung diese Zellauflösung oder Zellverklumpung ausbleibt. Eine weitere moderne Methode zum Antikörpernachweis besteht darin, daß der Antikörper mit einem fluoreszierenden Stoff beladen wird und die spezifische Bindung des Antikörpers an die Zellen im Fluoreszenzmikroskop nachgewiesen wird. Mit dieser Methode läßt sich vor allem auch die Anordnung des neuen Antigens in der Zelle feststellen. Mit allen diesen Methoden sind nun von verschiedenen Arbeitsgruppen und auch in unserem Institut Untersuchungen zur Frage angestellt worden, ob beim Übergang einer Normalzelle in eine Krebszelle neue zelluläre Antigene auftreten, weiterhin ob es sich dabei stets um die gleichen neuen Antigene handelt oder diese je nach dem benutzten Cancerogen oder Virus oder sogar von Tumor zu Tumor verschieden sind.

Die Frage hat nicht nur theoretische Bedeutung, sondern insoweit auch eine praktische Seite, als der sichere Nachweis einer neuen für die Krebszelle spezifischen Substanz, die in den Normalzellen fehlt, Angriffsmöglichkeiten für eine spezifische Krebstherapie bieten könnte, etwa für spezifische Serumantikörper, die man durch Immunisierung gewinnen könnte oder auch für Chemotherapeutika, die so geartet sein müßten, daß sie nur diese krebsspezifische Substanz in den Zellen angreifen.

Es wurden von uns nun eine Reihe derartiger immunologischer Untersuchungen mit Geschwülsten unterschiedlicher Entstehungsweise untersucht. In Übereinstimmung mit amerikanischen, tschechischen und schwedischen Arbeitsgruppen konnten wir nachweisen (Pasternak, Horn u. Graffi 1962), daß bei Sarkomen der Maus, die in der Haut durch cancerogene Kohlenwasserstoffe ausgelöst werden, tatsächlich im Zuge der Cancerisierung ein oder mehrere in der normalen Bindegewebszelle des betreffenden Inzuchtstammes nicht vorhandene Antigene auftreten, da durch Vorbehandlung mit derartigen Krebszellen eine Transplantationsresistenz bei isologen Mäusen ausgelöst wird. Das gleiche findet nach unseren Untersuchungen auch bei Sarkomen statt, die nicht durch Kohlenwasserstoffe, sondern durch UV-Strahlen in der Haut hervorgerufen wurden (Graffi, Pasternak u. Horn 1964), was uns deshalb besonders wichtig erscheint, weil hierbei keine neue chemische Komponente in den Körper eingeführt wurde, die zur Bildung eines neuen Antigens unmittelbar hätte beitragen können. Weiter untersuchten wir diese Frage bei Leukämien der Maus, die durch unseren Leukämievirusstamm erzeugt worden waren (Pasternak, Graffi u. Horn 1962). Auch die Leukämiezellen lösen bei isologen Tieren eine spezifische Abwehrreaktion aus, so daß überimpfte Zellen nicht weiter wachsen, womit das Vorhandensein eines neuen Antigens in den Leukämiezellen sichergestellt ist. Für Polyomatumoren und andere Virusleukämien der Maus wurden von schwedischen und amerikanischen Autoren gleiche Verhältnisse nachgewiesen.

Es besteht nun aber bezüglich der Qualität dieser neuen Antigene, die bei der Cancerisierung entstehen, zwischen Virustumoren und chemisch oder physikalisch induzierten Tumoren ein prinzipieller Unterschied. Wenn man nämlich durch bestimmte Kreuzreaktionen die Frage prüft, ob das in der Krebszelle neu auftretende Antigen immer das gleiche ist, zumindest bei Tumoren, die durch die gleiche cancerogene Noxe ausgelöst wurden, so findet man folgendes Bild. Bei den chemisch und physikalisch erzeugten Geschwülsten fehlt eine solche Kreuzreaktion von Tumor zu Tumor bzw. ist außerordentlich selten vorhanden, woraus sich ergibt, daß zwar bei der chemischen und physikalischen Cancerogenese mit ziemlicher Regelmäßigkeit neue Eiweißkörper oder andere Antigene in der Zelle auftreten, daß diese jedoch untereinander sehr unterschiedlich sind und jeder Krebs in bezug auf seine Antigenstruktur eine eigene Individualität besitzt und sich von anderen Krebsen, die mit der gleichen Methode erzeugt wurden, signifikant unterscheidet. Anders ist es bei den durch Viren hervorgerufenen Tumoren, also z. B. den Leukämien und Polyomatumoren. Hier sind bei Tumoren, die durch das gleiche Virus hervorgerufen wurden, die zuvor erwähnten Kreuzreaktionen immer positiv, so daß angenommen werden muß, daß hierbei immer wieder das gleiche, neue Antigen bei der Cancerisierung der Zelle entsteht. Dieses Antigen ist allerdings virusspezifisch und unterschiedlich bei Tumoren, die durch verschiedene Viren ausgelöst wurden. Wir versuchen zur Zeit, auch mit dieser Methode der Frage näherzukommen, ob menschliche Tumoren viralen Ursprungs sind oder nicht. Im ersteren Fall müßten sie auf Grund der Erfahrungen mit tierischen Virustumoren identische, neue Antigene besitzen und im zweiten Fall, wie bei der Maus, jeder Tumor eine eigene Antigenindividualität aufweisen. Die Änderung der Antigeneigenschaften der Zellen könnte zur Malignität durchaus in direkter Beziehung stehen. Es ist bekannt, daß ein großer Teil der zellspezifischen Antigene an der Zelloberfläche, also in der äußeren Zellmembran, lokalisiert ist. Die äußere Zellmembran ist nun aber gleichzeitig der Sitz derjenigen Zellrezeptoren, die auf die extrazellulären Faktoren der Korrelation und Regulation reagieren, d. h. an denen die wachstums- und funktionsregulierenden Mechanismen des Organismus angreifen. Eine Änderung dieser Rezeptoren, die mit ziemlicher Sicherheit gleichzeitig auch spezifische Antigene sind, könnte also sehr wohl die Ursache für die Korrelationstaubheit der Tumorzelle sein, aus der Autonomie des Wachstums zwangsläufig resultiert. Mit Hilfe der Rezeptoren der Zelloberfläche wird auch der unmittelbare Kontakt von Zelle zu Zelle hergestellt, indem Zellfortsätze und Vorwölbungen der Zellmembranen benachbarter und zu einer funktionellen Einheit gehörender Zellen sich miteinander verbinden, ähnlich wie bei einer Synapse zwischen Nerven- und Muskelzelle. Es ist nun bekannt, daß die Tumorzellen eine stark verminderte Kontaktfähigkeit besitzen, sowohl untereinander als auch mit Normalzellen. Die verminderte Kontaktfähigkeit, die durch eine Änderung der Struktur der äußeren Membran der Krebszellen bedingt sein dürfte, soll ein weiterer Grund für die Korrelationstaubheit und das unkoordinierte, schrankenlose Wachstum der Krebszellen sein. Man könnte sich evtl. vorstellen, daß mit diesem unmittelbaren Kontakt von Zelle zu Zelle, wodurch weite Bezirke der äußeren Zellmembran benachbarter Zellen durch die enge Verbindung miteinander für den Stoffaustausch mit der extrazellulären Gewebsflüssigkeit (aus der die gesamten Nährstoffe für Wachstum- und Zellvermehrung aufgenommen werden) quasi blockiert werden, ein Mechanismus zur Regulation der Stoffwechsellage der Zellen gegeben ist. Es wäre evtl. denkbar, daß entsprechend dem Flächenumfang der miteinander verbundenen und dadurch gleichsam gegenseitig abgesättigten Membrananteile die aufbauenden Stoffwechselvorgänge für die Wachstumstätigkeit gedrosselt werden. Die stark reduzierte zelluläre Kontaktbereitschaft oder Kontaktunfähigkeit der Tumorzelle würde also gleichsam eine dauernde Verfügbarkeit der gesamten Zelloberfläche und Zellmembran für die Resorption von Nährstoffen aus dem extrazellulären Raum im Dienste der Wachstumstätigkeit bedingen, ohne Möglichkeit einer regulierenden Einschränkung dieser Funktion durch zelluläre Kontaktaufnahme, wie dies bei normalen Zellen im Stadium der Wachstumsruhe der Fall ist. Es ist erwähnenswert, daß sich auch normale Zellen im Zustand der Wachstumstätigkeit und Teilung abrunden und ihre zellulären Kontakte und intrazellulären Brücken vorübergehend abbrechen. Dieses gilt vor allem für Zellen, die sich nach reversiblen Schädigungen im Zustand einer reparativen Superregeneration befinden.

6. Schwerpunkte und Wege der künftigen Krebsforschung

Bei der Stellungnahme zu dieser wichtigen Frage gelangt man dadurch in einen gewissen Zwiespalt, daß einerseits einziges Ziel und alleiniger Zweck der Krebsforschung darin besteht, dem krebskranken Menschen schnellstens und wirksam zu helfen, und andererseits sich immer deutlicher abzeichnet, daß es sich beim Krebsproblem um ein biologisches Grundphänomen handelt, das nur durch eine systematische naturwissenschaftliche Bearbeitung, die voraussichtlich noch längere Zeit in Anspruch nehmen wird, in bezug auf seine Kausalität völlig aufgeklärt werden kann. Dabei dürften vor allem molekularbiologische und molekulargenetische Untersuchungen von Bedeutung sein. Es spricht nämlich vieles dafür, daß der gemeinsame Nenner der Cancerisierung darin besteht, daß in einzelnen Zellen durch extrazelluläre Noxen, wie chemische und physikalische Cancerogene oder Viren oder durch abnorme intrazelluläre Bedingungen neue genetische Informationen entweder im Sinne einer zusätzlichen Information oder eines Defektes zustande kommen (K. H. BAUER, SEELICH, HAMPERL, GRAFFI, DANNENBERG, HAUSCHKA u. a.). Wir wissen heute, daß alle genetischen Informationen substantiell an Nukleinsäure-Matrizen gebunden sind, womit der Cancerisierung letzten Endes eine Abnormität ihres Bestandes an genetisch aktivenNukleinsäuren (NS) zugrunde liegen würde, die entweder durch eine Mutation (chemische und physikalische Cancerogene) oder durch die Einverleibung einer zellfremden genetischen Information in Form einer Virus-Nukleinsäure zustande käme. Die aus der genetischen Abänderung zwangsläufig resultierenden abnormen Proteine würden auf Grund des abgeänderten Rezeptorengehaltes der Zelle speziell auch an ihrer Oberfläche die verminderte Korrelationsfähigkeit der Tumorzelle und damit ihre gesteigerte Wachstumsautonomie vor allem in vivo hinreichend erklären. Für die Möglichkeiten einer generellen Tumorprophylaxe und Therapie dürfte es vor allem von Bedeutung sein, ob diese der Cancerogenese zugrunde liegende Änderung des Informationsgehaltes bei allen Geschwulstbildungen oder zumindest bei einer Vielzahl derselben identisch ist oder aber sehr unterschiedliche Änderungen des genetischen Informationsgehaltes und damit sehr differente Veränderungen im normalen Bestand an Nukleinsäure-Matrizen zum Endresultat Krebs führen. Letztere Möglichkeit würde infolge der Vielfalt der ätiologischen Faktoren und Mechanismen wahrscheinlich eine beträchtliche Erschwerung für eine spezifische allgemeine Tumortherapie und Diagnostik bedingen. Leider ist durchaus auch mit dieser zweiten Möglichkeit zu rechnen. Dafür spricht z. B. der tumorindividuelle Charakter der bisher bei chemisch und physikalisch induzierten Tumoren nachgewiesenen Tumorantigene, weiterhin die Tatsache, daß außerordentlich heterogene Viren mit sicherlich sehr unterschiedlichem Informationsgehalt in ihren Nukleinsäuren fähig sind, oft sogar bei der gleichen Spezies und an der gleichen Zellart die maligne Transformation zu bewerkstelligen.

In der medizinischen Forschung gilt zwar grundsätzlich das Prinzip, daß der Erforschung einer kausalen Therapie eine einwandfreie Klärung der Ätiologie möglichst vorausgehen soll, da ja die ätiologisch und kausal analytische Lösung in der Regel die klarsten Hinweise und Ansätze für therapeutische Maßnahmen, speziell für eine kausale Therapie liefert. Andererseits sind jedoch genügend Beispiele aus der Medizin bekannt, die erkennen lassen, daß auch ohne völlige Klärung der ätiologischen Seite und des Wesens und Ursachenkomplexes einer Krankheit sehr wirksame therapeutische und prophylaktische Maßnahmen entwickelt werden konnten.

Als Beispiele seien die Behandlung der Herzinsuffizienz mit Digitalis genannt oder die Behandlung rheumatischer Erkrankungen mit Salicylaten oder Cortison, trotzdem die ätiologische Seite dieser Erkrankung noch völlig offen ist.

Es ergibt sich also die Frage, ob wir bei unserer Absicht, dem krebskranken Menschen zu helfen, und zwar sehr bald zu helfen, tatsächlich alle Kraft und Mittel für die Totalanalyse des Krebsproblems als biologisches Phänomen einsetzen sollen oder aber wesentliche Anteile der Forschungskapazität dafür anlegen sollen, auf die menschlichen Krebserkrankungen abgezielte Teilprobleme in Angriff zu nehmen, in der Hoffnung, auch ohne völlige Klarheit über die ätiologische und kausale Situation Teilerfolge in der Verhütung und Behandlung des Krebses zu erzielen, die dem Menschen schon in relativ kurzer Zeit zugute kommen. Ich glaube, daß eine Vielzahl von Fortschritten in der Verhütung und Behandlung menschlicher Krebskrankheiten in der Vergangenheit bis zur Gegenwart deutlich macht, daß sich dieser zweite Weg trotz des teilweisen Fehlens der logischen Zwangsläufigkeit im Hinblick auf therapeutische Möglichkeiten vielfach bewährt hat und deshalb auch in Zukunft unbedingt beschritten werden muß. Dabei ist allerdings eine Forderung unerläßlich. Diese auf den krebskranken Menschen direkt ausgerichtete und um Teilerfolge und Teilprobleme sich bemühende Forschung kann nur in einer engen Symbiose von klinischer und experimenteller Forschung gedeihen und fruchtbar werden. Der Hauptgrund für diese enge Zusammenarbeit resultiert aus der Notwendigkeit, vom krebskranken Menschen unmittelbar und laufend die Anregungen für die wissenschaftliche Problematik und oft auch für den Weg, der zur Lösung führt, zu empfangen und andererseits mit dem menschlichen Material selbst zu experimentieren, indem nicht mehr die Maus und der Mäusekrebs, sondern die Tumoren sowie Ausscheidungen und Blut der Patienten zu den Objekten der Untersuchungen gemacht werden.

Es lassen sich eine Reihe von Beispielen aufzählen, die beweisen, daß dieser mit begrenzter Aufgabenstellung auf den krebskranken Menschen direkt ausgerichtete Forschungsweg zu nennenswerten Erfolgen geführt hat. Die gesamte operative und strahlentherapeutische Technik der Krebsbehandlung und damit die heute wirksamsten Waffen gegen den Krebs, mit denen in einem genügend frühen Stadium bei vielen Organkrebsen sehr hohe Heilungsquoten erzielt werden, sind dieser Forschungsrichtung zu verdanken. Ähnliches gilt, wobei experimentelle und klinische Forschung zu gleichen Anteilen beteiligt sind, für die Hormontherapie beim Prostata- und Mamma-Carcinom und die moderne Chemotherapie bei chronischen Leukosen, durch welche viele Patienten oft über Jahrzehnte am Leben erhalten werden können. Die Verfeinerungen der vielfältigen diagnostischen Methoden bei den verschiedenen Organkrebsen im Sinne einer Frühdiagnostik (Cytodiagnostik, Endoskopie etc.) sind ebenfalls nur am krebskranken Menschen entwickelt worden und weiter zu entwickeln. In Anbetracht der Tatsache, daß Frühdiagnostik gleichbedeutend ist mit hohen Quoten an Dauerheilungen, und zwar auch mit den bereits heute vorhandenen therapeutischen Möglichkeiten (Operation, Bestrahlung), kommt der Weiterentwicklung frühdiagnostischer Routinemethoden für die verschiedenen Organkrebse für eine aktive, künftige Krebsbekämpfung ganz besonders große Bedeutung zu. Es ist einleuchtend, daß gerade auch solche Ergebnisse nur durch eine klinikgebundene Forschung erzielt werden können. Schließlich seien noch einige Beispiele aus der ätiologischen Krebsforschung erwähnt, die die Erzielung von Teilerfolgen speziell für die Prophylaxe durch eine derartige enge Verbindung von klinischer und experimenteller Krebsforschung aufzeigen. Die vielen Arten exogener Cancerogene, die der Beobachtung am krebskranken Menschen ihre Auffindung verdanken (Berufskrebse), wobei meistens experimentelle Untersuchungen die genaue Erfassung und Erkennung der verschiedenen Noxen sicherten und deren Wirkungsmechanismus aufdeckten, wurden bereits erwähnt. Durch Ausschaltung dieser Noxen sind die entsprechenden Krebsformen beim Menschen ebenfalls weitgehend vermieden worden. Dies gilt für den Teerkrebs, Anilinkrebs, Chromat- und Nickelkrebs in gleichem Maße wie für den Winzerkrebs durch arsenhaltige Insektizide oder den Schneeberger Lungenkrebs durch Radiumemanation, den Röntgenkrebs und den Krebs der Leuchtziffermalerinnen durch die Inkorporation von Radium- oder Thoriumsalzen. Es ist mit großer Gewißheit anzunehmen, daß auch die verschiedenen Formen der sogenannten spontanen menschlichen Krebserkrankungen, für die die ätiologischen Faktoren noch unbekannt sind, gleichfalls sehr unterschiedliche Ursachen haben, d. h. also, daß fast jede Krebsform ihre spezielle Ätiologie besitzt, also entweder durch ein Virus oder eine endogene Stoffwechselentgleisung oder aber durch noch unbekannte exogene, cancerogene Noxen bedingt wird. Dies würde aber bedeuten, daß man die ursächlichen Faktoren der menschlichen Krebsgeschwülste grundsätzlich nur durch Beobachtungen und Untersuchungen am Menschen selber feststellen kann und der Tierversuch dafür zunächst völlig ungeeignet ist, da z. B. ein Lungenkrebs der Maus mit allergrößter Wahrscheinlichkeit eine ganz andere Ätiologie besitzt als die gleiche Geschwulstart beim Menschen und Gleiches auch für die anderen Krebsformen gilt.

Gegenwärtig bemühen sich klinische, statistische, geographische und experimentelle Krebsforschung gemeinsam in der ganzen Welt um die

Aufklärung der Ursache des steil zunehmenden und oft bereits die häufigste Krebsform darstellenden Lungenkrebses. Bekanntlich führten diese konzentrischen Untersuchungsreihen zu der Erkenntnis, daß das Zigarettenrauchen, d. h. die cancerogenen Noxen im Zigarettenrauch, der wichtigste und die Verunreinigung unserer Atmosphäre durch die Verbrennungsprodukte der Heizungsanlagen der Häuser und durch die Abgase der Industrien und Kraftstoffmotoren der zweite wichtige Faktor bei der Auslösung dieser Krebsform ist. Eine Eliminierung dieser beiden ursächlichen Faktoren würde wahrscheinlich in der Lage sein, in Zukunft den Lungenkrebs völlig einzudämmen und damit die in vielen Ländern bereits häufigste und gleichzeitig besonders schlecht therapeutisch angreifbare Krebsform von der kommenden Generation abzuhalten. Ähnliches gilt wahrscheinlich für das Portio-Carcinom der Frau, eine ebenfalls sehr häufige Krebsform, wobei das Smegma als ein möglicher kausaler oder auslösender Faktor in Betracht gezogen wird. Für das Zustandekommen des Brustdrüsenkrebses und eventuell auch bestimmter Uterus- und Ovarial-Carcinome sind gewisse hormonale Imbalancen mitverantwortlich, durch deren Ausschaltung auch diese Geschwulstformen zumindest stark reduziert werden könnten. Es ist jedoch vorher notwendig, die qualitativen und quantitativen Verhältnisse dieser pathologischen Zustände im Gleichgewicht der Steroid- und Hypophysenhormone durch intensive experimentelle Untersuchungen kennenzulernen, was infolge der besonderen Bedingungen beim Menschen nur am Krebspatienten in Relation zum Normalen in verschiedenen Etappen der Geschwulstbildung möglich ist und niemals oder nur sehr bedingt am krebskranken Tier. Schließlich sind in der letzten Zeit einige cancerogene Noxen, durch die Blasenkrebs erzeugt wird und die durch eine endogene Stoffwechselanomalie gebildet werden, direkt am Menschen erkannt worden, nämlich bestimmte Abbauprodukte des Tryptophans, vor allem α-Hydroxyanthranilsäure, die beim menschlichen Blasenkrebs in freier Form in erhöhter Konzentration im Urin vorkommen und auch im Tierversuch Krebs erzeugen.

Die obigen Beispiele sollen aufzeigen, wie sehr eine direkt auf den krebskranken Menschen ausgerichtete und auf Teilprobleme dieser Krankheit hinzielende klinisch-experimentelle Forschung in der Vergangenheit und sicher auch in der Zukunft erfolgreich sein und dem kranken Menschen eine unmittelbare Hilfe bringen kann. Durch derartige prophylaktische, diagnostische und therapeutische Verbesserungen und Teilerfolge kann Zug um Zug eine Krebsform nach der anderen ihrer Gefährlichkeit zunehmend beraubt sowie ihre Häufigkeit vermindert werden, womit ein sukzessiver Abbau der Bedeutung des Krebsproblems für den Menschen erfolgen könnte, auch ohne daß das Krebsproblem als biologisches Phänomen eine völlige Enträtselung erfährt.

Zusammenfassend resultiert also für die Krebsforschung der Zukunft überall in der Welt und infolge der nicht unbegrenzt verfügbaren Mittel speziell auch in der DDR die Notwendigkeit, beide beschriebenen Wege gleichzeitig und in enger Verbindung miteinander zu beschreiten, und zwar einmal durch eine vorwiegend experimentell-naturwissenschaftliche Forschung, das biologische Grundphänomen Krebs zu analysieren, und außerdem mit genügend großer Kapazität und Intensität praktische Fragen und Nahziele bezüglich dieser Krankheit in Angriff zu nehmen und zu bearbeiten. Beides kann nur in enger Gemeinschaft zwischen klinischer und experimenteller Forschung zum Erfolg führen.

Einige zusammenfassende Darstellungen des Krebsproblems

1) K. H. Bauer: Das Krebsproblem, Springer-Verlag 1963.

2) H. Busch: Biochemistry of the Cancer Cell. Academic Press, New York/London, 1962.

3) L. Gross: Oncogenic Viruses. Pergamon Press, 1961.

4) A. Graffi und H. Bielka: Probleme der experimentellen Krebsforschung. Akadem. Verlagsgesellschaft Geest & Portig, Leipzig, 1959.

5) F. Homburger: Progress in Experimental Tumor Research. Band I—IV. Verlag S. Karger, Basel/New York, 1960—1964.

6) Ch. Oberling: Krebs. das Rätsel seiner Entstehung. Verlag Rowohlt, Hamburg, 1959.

7) N. P. Masurenko: Die Rolle der Viren in der Ätiologie der Leukosen. Gosmedisdat Ukr. SSR, 1962.

8) N. N. Petrov: Cancer. Pergamon Press, 1962.

9) D. Schmähl: Entstehung, Wachstum und Chemotherapie maligner Tumoren. Editio Cantor Aulendorf/Württ., 1963.

10) Handbuch der Allgemeinen Pathologie. Band VI/3. Mit Beitägen von: A. v. Albertini, H. Hamperl, A. Butenandt, H. Dannenberg, G. Domagk, W. Fischer und E. Grundmann. Springer-Verlag, 1956.

Bei Fragen zur Produktsicherheit wenden Sie sich bitte an:
If you have any questions regarding product safety,
please contact:

Walter de Gruyter GmbH
Genthiner Straße 13
10785 Berlin
productsafety@degruyterbrill.com